妊娠期の
食育の新常識

赤ちゃんの噛む力はお腹の中から始まる

新潟青陵大学 看護学部看護学科 教授

渡邊 典子

日本歯科大学 新潟生命歯学部
食育・健康科学講座 客員教授

中野 智子

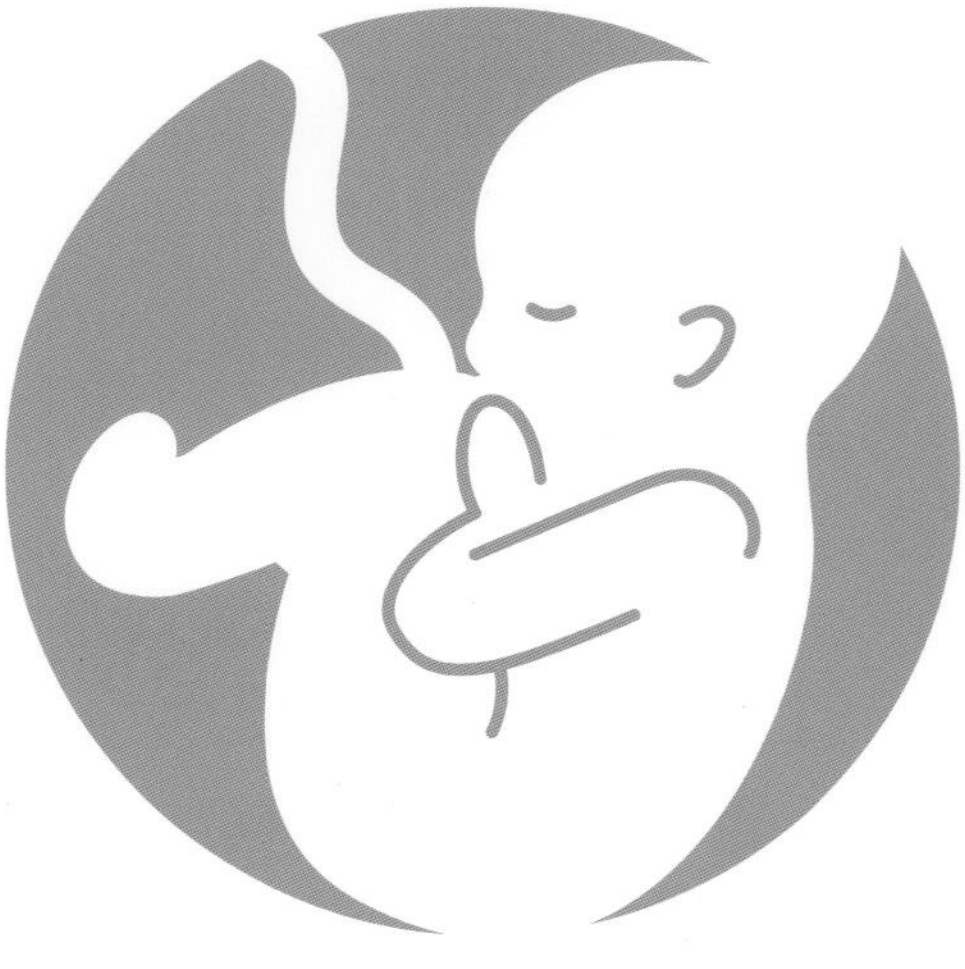

徳間書店

はじめに

2020年、誰もが予想できない新型コロナウイルス感染症が世界中で流行しました。ワクチンが開発された今でも終息の兆しが見えません。さらに、日本では地震や自然災害も重なり、これまでにない生活環境になりました。誰もが不安になり、その不安は、はかりしれなく大きかったのではないかと思います。

以前より、生活習慣病の1つである糖尿病が問題視され、その原因菌が歯周病菌であるという報告がなされてから、医科と歯科の医療連携が急速に進んでいます。

日本の医療は、医師・石塚左玄の「日本食養道」に始まり、健康の原点を「食育」に見出しました。食べ物すべてが栄養となり、体を作り、健康を維持します。その健康の基礎となるのが、「咀嚼力」です。咀嚼を行う歯や口腔機能の発達は、胎児の時から始まっています。この胎児期に形成される口腔機能が、将来の健康を左右すると考えられているのです。

近年、妊娠・出産に関して注目されることの中に、2500 g に満たない赤ちゃんが生まれる割合が、1980年頃より増加し続けていることがあります。これは、若い女性のやせ志向の増加や、それに引き続く妊婦さんの栄養不足、妊娠中の体重制限により十分な栄養を摂取できていないことから、お腹の赤ちゃんへの栄養が不足しているのです。

胎児の栄養不足は、小さく生まれるだけでなく、成人期の生活習慣病の発症や性機能にまで影響することが報告されています。

社会環境や生活習慣が変わった今、妊娠・出産に関しては、新たな知識をもつことが必要です。私たち新潟青陵大学と日本歯科大学新潟生命歯学部は、これから妊娠・出産される方が、時代に沿った知識をもち、健やかな赤ちゃんを迎えてほしいと願いこの本を執筆しました。

新潟青陵大学 看護学部看護学科 教授
渡邊 典子

日本歯科大学 新潟生命歯学部
食育・健康科学講座 客員教授
中野 智子

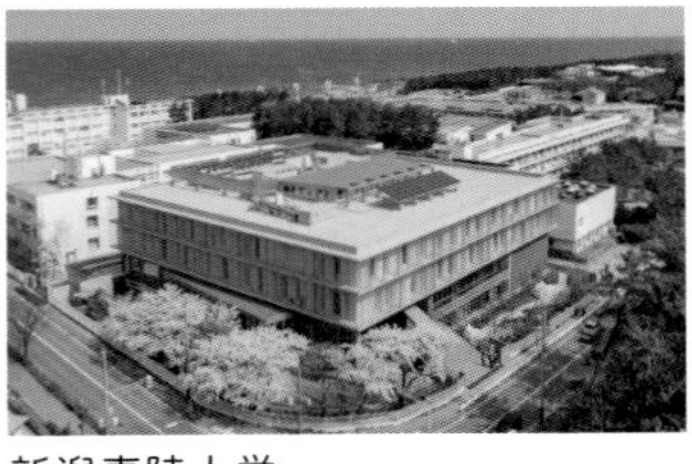
新潟青陵大学

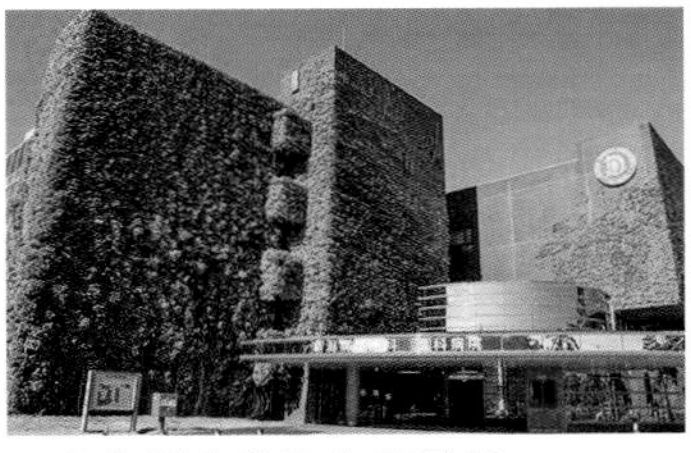
日本歯科大学生命歯学部

目次

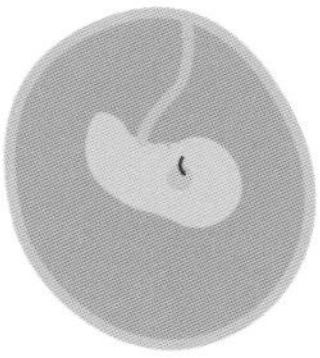

Part 1

コロナ禍での妊娠

2020年、世界中が新型コロナウイルス感染症に振り回された1年でした。

1年経った今でも、世界中がコロナ感染症対策に追われ、日本でも、「外出自粛」が強いられ、行動の制限が続いています。この長い間の自粛生活も、ワクチン接種が始まり、やっと終わろうとしています。そんなコロナ禍での不安のせいか、結婚、妊娠を控える人も多いようです。

厚生労働省からは、妊娠中、そして、これから妊娠を希望する方へ「新型コロナウイルスに感染した場合の妊婦の重症化や胎児障害の報告はありません」と発表されています。

コロナ禍での出産を無事に行なうために、そして、これまでに知られてなかった胎児の栄養管理を見直してみましょう。

1 新型コロナウイルス感染症とは

「コロナ感染症」は、2020年に初めて流行したものではありません。実は、2012年に流行した「SARS（サーズ）重症急性呼吸器症候群」や「MARS（マーズ）中東呼吸器症候群」は、現在流行している「新型コロナウイルス」の仲間です。

自分で増えることができないウイルスは、粘膜などの細胞に付着して増殖していきます。口腔内の粘膜に付着した「新型コロナウイルス」は、喉から肺に入り、あっという間に肺の中で増殖するのです。

私たちは、呼吸という、酸素を吸って、二酸化炭素を吐き出すことを繰り返します。この酸素を、血液の中に送り込む役割が、「肺」なのです。ところが、肺の中にコロナウイルスが広がっていると、十分な酸素を血液中に送ることができなくなります。そうなると、重症化して、死亡する確率が上がります。

コロナ感染症は、インフルエンザと違い、肺炎になる確率が高く、重症化する可能性が高いことが問題視される理由でしょう。

2 コロナ感染症を予防するには

コロナ感染症は、唾液などの「飛沫感染」とコロナウイルスを物が介して、触ってうつる「接触感染」が主とされています。そこで、コロナ感染症を防ぐために、厚生労働省からは、マスク着用と手洗いが推奨されました。

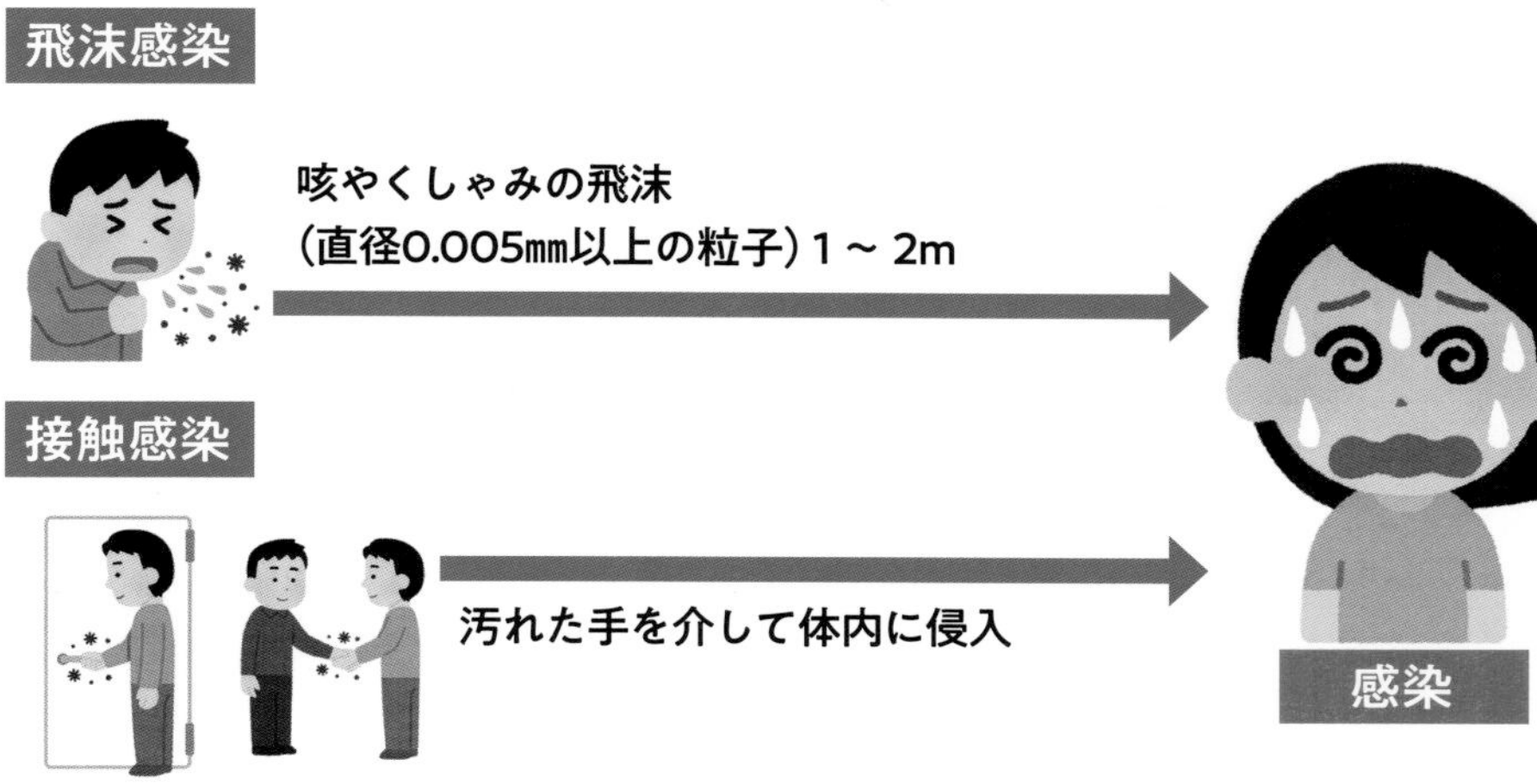
飛沫感染
咳やくしゃみの飛沫
（直径0.005㎜以上の粒子）1～2m
接触感染
汚れた手を介して体内に侵入
感染

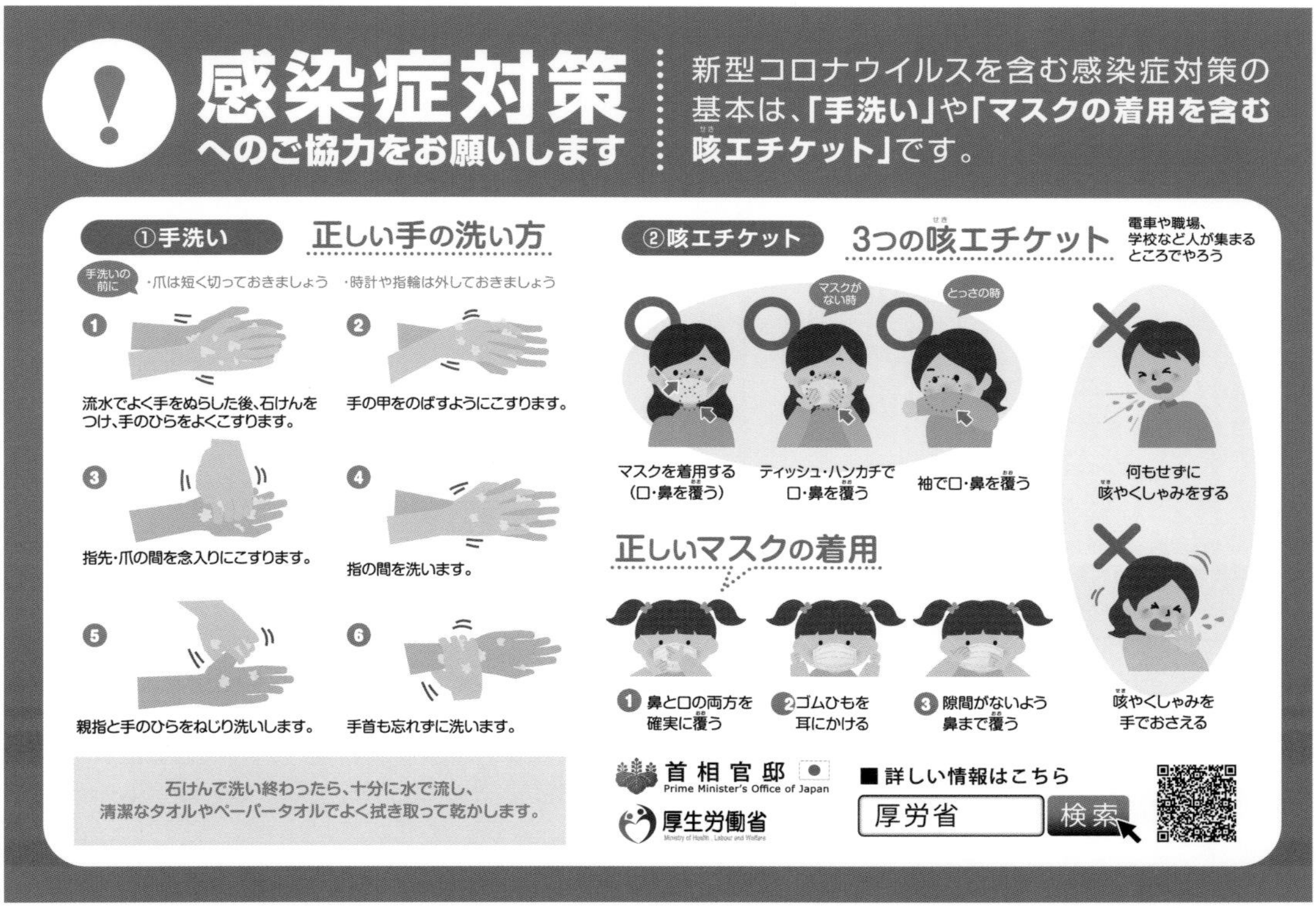
感染症対策
へのご協力をお願いします
新型コロナウイルスを含む感染症対策の基本は、「手洗い」や「マスクの着用を含む咳《せき》エチケット」です。
①手洗い
正しい手の洗い方
手洗いの前に
・爪は短く切っておきましょう
・時計や指輪は外しておきましょう
1 流水でよく手をぬらした後、石けんをつけ、手のひらをよくこすります。
2 手の甲をのばすようにこすります。
3 指先・爪の間を念入りにこすります。
4 指の間を洗います。
5 親指と手のひらをねじり洗いします。
6 手首も忘れずに洗います。
石けんで洗い終わったら、十分に水で流し、清潔なタオルやペーパータオルでよく拭き取って乾かします。
②咳エチケット
3つの咳《せき》エチケット
電車や職場、学校など人が集まるところでやろう
マスクがない時
とっさの時
マスクを着用する（口・鼻を覆《おお》う）
ティッシュ・ハンカチで口・鼻を覆《おお》う
袖で口・鼻を覆《おお》う
何もせずに咳《せき》やくしゃみをする
正しいマスクの着用
1 鼻と口の両方を確実に覆《おお》う
2 ゴムひもを耳にかける
3 隙間がないよう鼻まで覆《おお》う
咳《せき》やくしゃみを手でおさえる
首相官邸
Prime Minister's Office of Japan
厚生労働省
Ministry of Health, Labour and Welfare
■詳しい情報はこちら
厚労省
検索

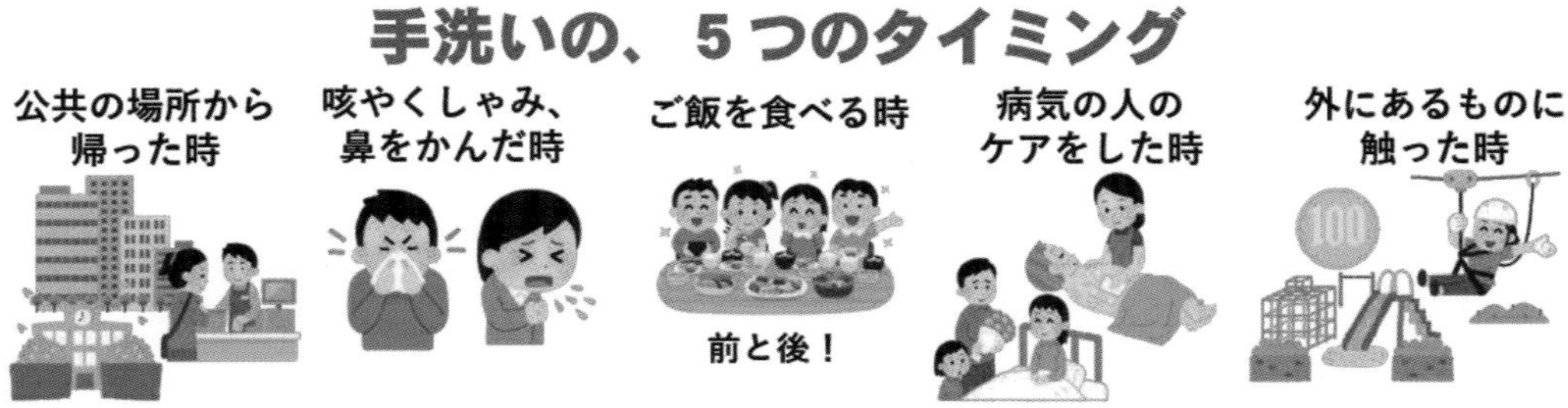
手洗いの、５つのタイミング
公共の場所から帰った時
咳やくしゃみ、鼻をかんだ時
ご飯を食べる時
前と後！
病気の人のケアをした時
外にあるものに触った時
100

出典：厚生労働省「啓発資料」より

●マスク

飛沫に含まれる新型コロナウイルスや、手や身の回りのものに付着した新型コロナウイルスが、人の口や鼻、眼などから入って感染します。したがって、感染を予防するためには、手洗いや身の回りのものに付着したウイルスの数を減らすことが有効です。

感染予防に重要な役割を持つマスクは、素材や装着の仕方、人と人の距離感等によって、マスクの効果に違いが生まれます。一般的なマスクでは、不織布マスクが最も高い効果を持ち、次に布マスク、その次にウレタンマスクの順に効果があると言われています。人の顔の形はさまざまですので、自分の顔にぴったりとフィットしているマスクを選ぶことが重要です。口だけでなく、鼻、顎まで完全におおうように装着しましょう。

ダメなマスクのつけ方

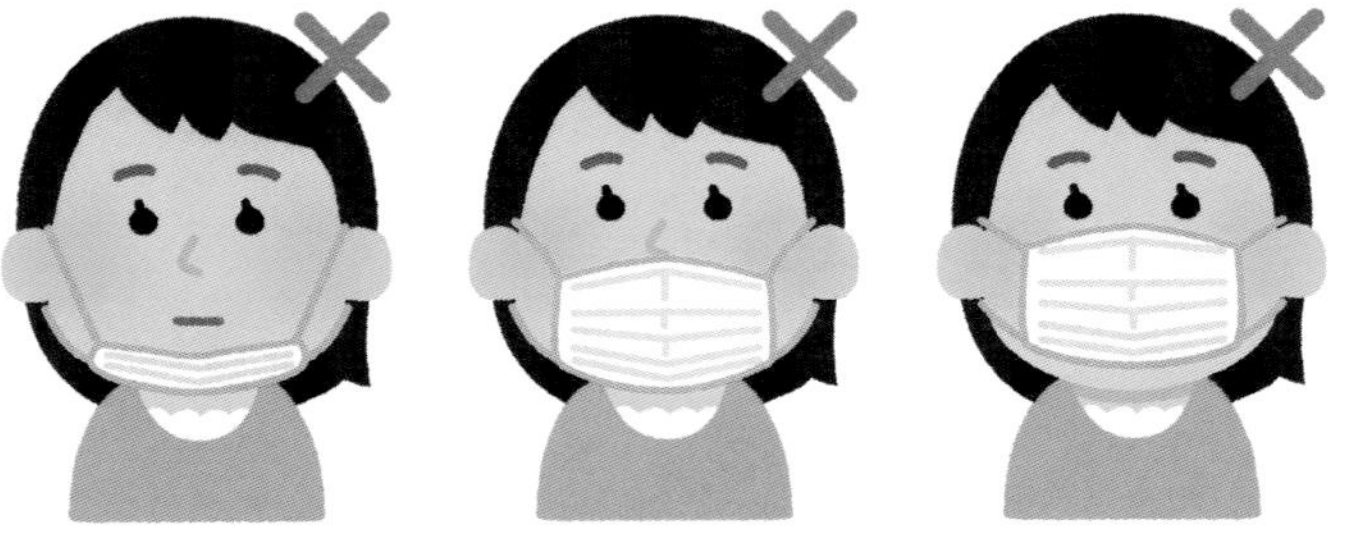

石鹸との殺菌力比較試験

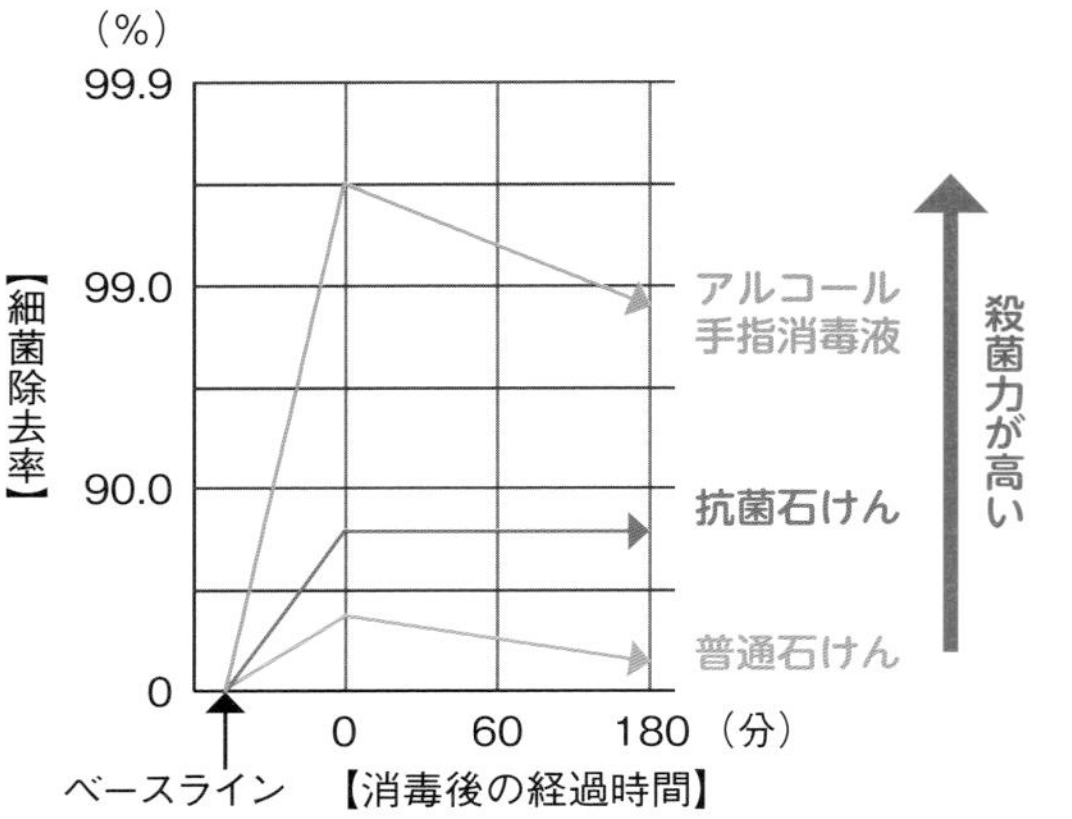

出典：Hosp Epidemiol Infect Contorol,2nd Edition. 1999.

●手洗い

手洗いについては、左記の殺菌効果が報告されています。

石鹸やハンドソープを使用した方がコロナ菌対策になることが報告されています。アルコール消毒は、より高い殺菌効果があることがわかります。

いろいろな場所で、アルコール消毒液が設置されているのは、こういう理由からでしょう。

コロナ禍では、帰宅後の手洗いやシャ

手洗いの時間による効果

手洗いの方法	残存ウィルス数（残存数）
手洗いなし	約100万個
流水で15秒手洗い	約1万個（約1%）
ハンドソープで10秒もみ洗い後、流水で15秒すすぎ	約100個（約0.01%）
ハンドソープで10秒もみ洗い後、流水で15秒すすぎを2回	約10個（約0.001%）

（参考文献）森功次他：感染症学雑誌.80:496-500(2006)

ワーを習慣づけることを勧めています。石けんと流水による手洗いを行うことが最も重要です。手指に付着しているウイルス量は、流水による15秒の手洗いだけで1／100に減らすことができます。石けんで10秒もみ洗いし、その後流水で15秒すすぐと1／10000に減らすことができます。

手洗いは、外出から帰った時だけでなく、何回行っても構いません。大切なのは、手洗いを習慣づけることです。

●うがい

この手洗いに加えてほしいのが、「うがい」です。

「うがい」には、少しの水を口に含み、喉を洗う「ガラガラうがい（のどうがい）」と、たくさんの水を含み、口の中で頬っぺたの内側で行う「ぶくぶくうがい」の2種類があります。いずれも効果的です。「うがい」を手洗いと同じタイミングでしましょう。

なぜ、手洗いやうがいが必要なのかと言えば、下記のイラストを見てください。人が知らないうちに自分の手で触る回数を表しています。

いろいろな菌、ウイルスは、金属やプラスチックなど硬いものの表面につくと、しばらく付着したままになり、不活性化して死滅するまでに時間がかかります。その間に、人が触ることで感染することを、接触感染と言います。接触感染を防ぐためには、細かい注意が必要です。

例えば、買い物。商品を選ぶときに、棚にある商品を手に取って、戻すことがあります。この戻した商品を、別な人が、再び手に取る、その繰り返しで感染する場合もあります。それを防ぐために、スーパーの入り口、出口に「消毒液」が置いてあります。手洗いがすぐに出来ない状況で、アルコール消毒液（濃度70％～95％のエタノール）が有効という報告から、コロナ禍では、いろいろな場所で消毒液の設置が行われるようになりました。

スーパーに入る前、感染した可能性がある人の菌やウイルスが広がらないように、アルコール消毒液を使います。出る時も、付着したかもしれないコロナウイルスが手を介して感染しないように、アルコール消毒液を使うことを忘れずに行ってください。

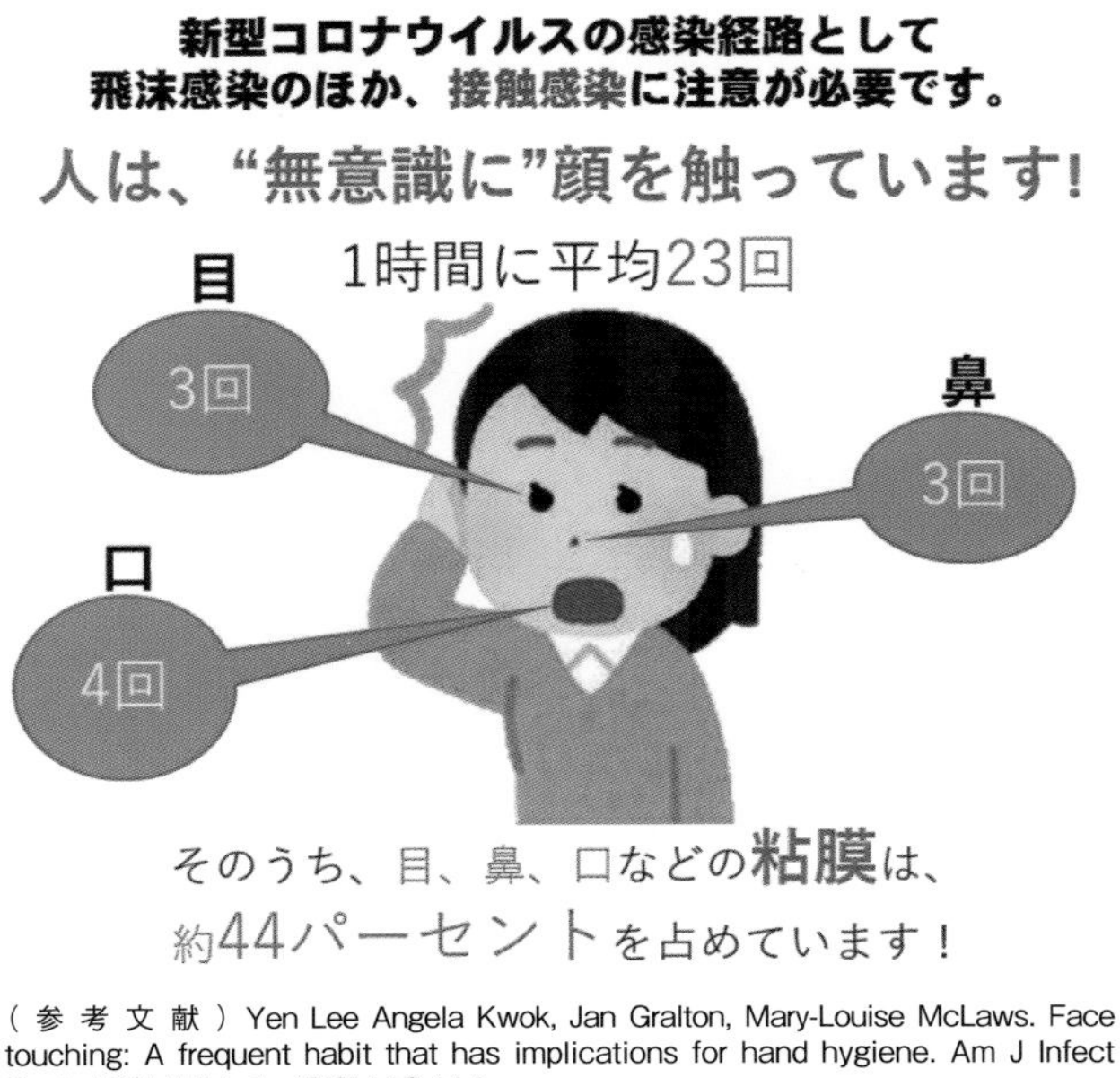
新型コロナウイルスの感染経路として
飛沫感染のほか、接触感染に注意が必要です。
人は、“無意識に”顔を触っています！
1時間に平均23回
目
3回
鼻
3回
口
4回
そのうち、目、鼻、口などの粘膜は、
約44パーセントを占めています！

（参考文献）Yen Lee Angela Kwok, Jan Gralton, Mary-Louise McLaws. Face touching: A frequent habit that has implications for hand hygiene. Am J Infect Control.2015 Feb 1; 43(2):112-114

3 消毒液を使った感染予防

コロナ感染症を防ぐには、手洗いが推奨されています。

手洗いはもちろんですが、アルコールや次亜塩素酸などでの手すりやドアノブなどの消毒も必要です。

アルコール消毒液のほかにも、次亜塩素酸ナトリウム（いわゆる塩素系漂白剤）などの消毒液もありますが、危険ですので、手指に使うことは控えなければなりません。消毒液は、目的と使用法にかなり違いがあります。正しい知識をもって、消毒を行ないましょう。

❶ アルコール消毒

なぜ、アルコール消毒液（エタノール消毒）が、効果的なのでしょうか？

アルコールは、ウイルスのバリア膜を破壊し、中に入って、ウイルスにダメージを与えるのでコロナウイルスに効果的と報告されています。但し、手を洗った後に、濡れたままアルコールを塗布しても効果はありません。アルコール消毒液は、乾燥した手に効果的なのです。

エンベロープウイルス

代表的なウイルス

- 新型コロナウイルス
- インフルエンザウイルス
- ヘルペスウイルス
- 風疹ウイルス
- B型やC型肝炎ウイルス
- エイズウイルス

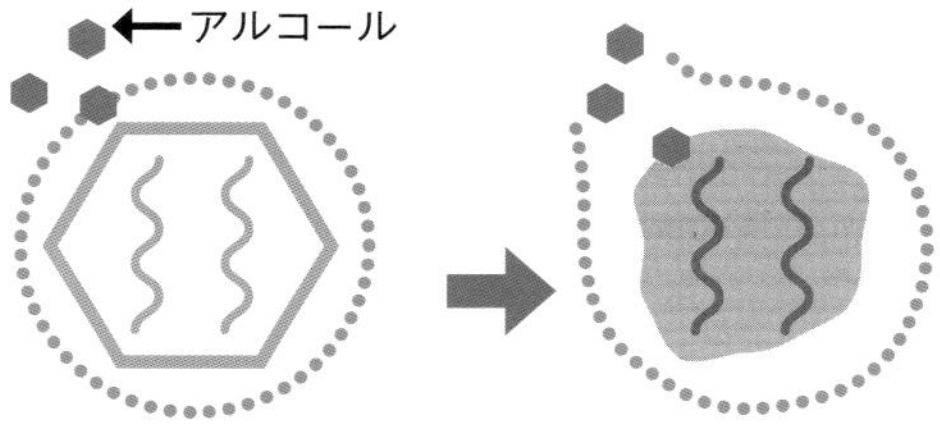

アルコールが膜を破壊してウイルスにダメージを与える。

アルコールを使った手の消毒方法

スーパーマーケット、飲食店、役所、いろいろなところにアルコール消毒液が設置されてます。どのように使うのが効果的か、次ページのイラストを参考にしてください。

そして、可能であれば、外出する時には、小分けにした消毒液を携帯することをおすすめします。

携帯用消毒液を持ち歩くと、いつでもどこでも手指消毒ができるからです。

特に、職場で共有のものを使用する前後、電車やバスなど公共交通機関を利用する前後など、不特定多数の間接的な感染を避けましょう。

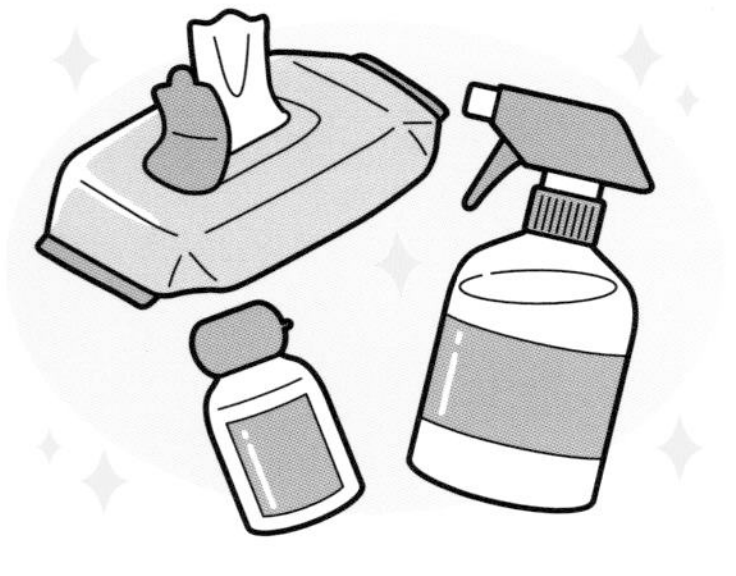

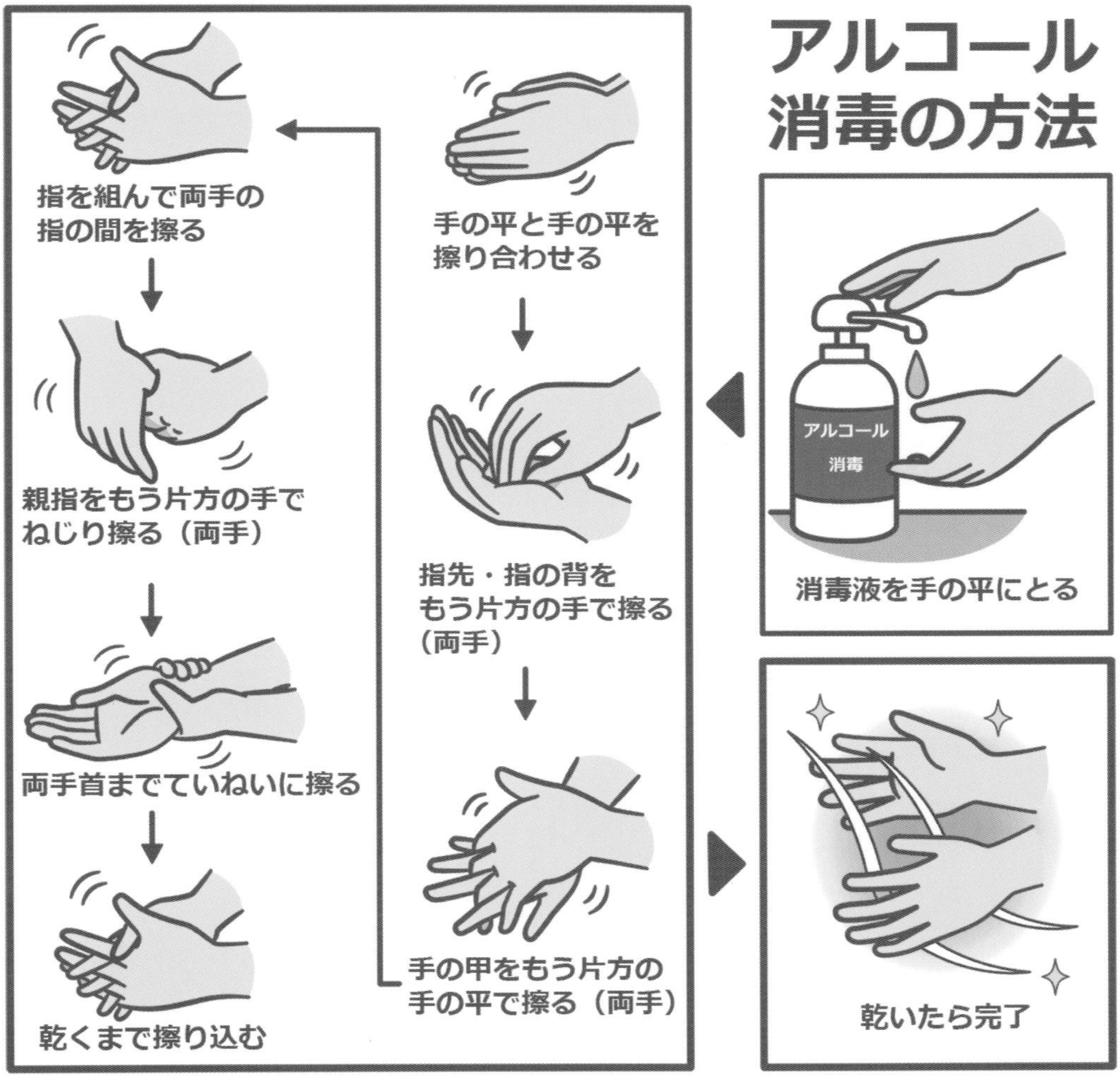
アルコール消毒の方法
消毒液を手の平にとる
アルコール
消毒
手の平と手の平を擦り合わせる
指先・指の背をもう片方の手で擦る（両手）
手の甲をもう片方の手の平で擦る（両手）
指を組んで両手の指の間を擦る
親指をもう片方の手でねじり擦る（両手）
両手首までていねいに擦る
乾くまで擦り込む
乾いたら完了

丁寧に手の全体を消毒することが望ましいです。

❷ 次亜塩素酸消毒

次亜塩素酸消毒液とは、塩素系漂白剤の主成分です。ピンとこない方も「台所用漂白剤」「洗濯用漂白剤」と言えば、分かりやすいでしょう。その塩素系漂白剤を希釈することで、簡単に消毒液を作ることができます。

この次亜塩素酸消毒液は、強アルカリ性ですので、注意すべき点があります。

①皮膚を傷める恐れがあるため、人体の消毒には使えない

②使用する際には、ゴム手袋を着用し、皮膚についた場合は水で十分に洗い流すこと

③酸性洗剤と混ぜると塩素ガスを発生するので、他の薬剤とは絶対に混ぜないこと

④消毒効果が長続きしないので、使用する際はその都度作る

⑤吸い込む恐れがあるので、スプレーにして使用しない

⑥金属に使うと錆び、変色の原因となる

人体にはアルコール消毒を行い、家具や物品に対しては次亜塩素酸を使うことが、理想的でしょう。

その際の次亜塩素酸濃度は、0・05%が望ましいと報告されています。

家庭での次亜塩素酸消毒液の作り方

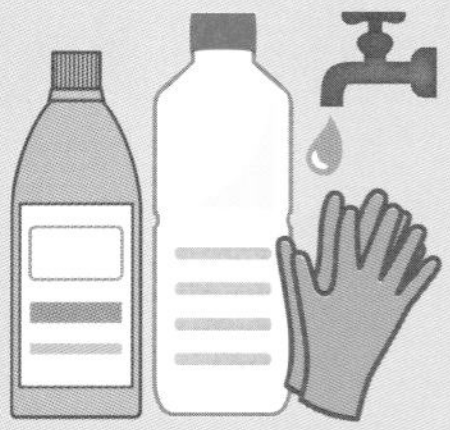

【使うもの】

- 塩素系漂白剤
- 1ℓもしくは2ℓペットボトル
- ビニール手袋
- 水道水

【作り方】

1ℓペットボトルに、キャップ1/2 ～1杯を入れて、水道水で、薄めて1ℓに希釈すれば完成です。

※次亜塩素酸消毒液を作る際は、商品によって濃度が異なります。詳しくは、https://www.mhlw.go.jp/content/10900000/000645359.pdfをご覧ください。

4 日常生活でできるコロナ感染症の予防法

その他にも、コロナ感染症を予防するために、生活習慣に気をつけましょう。

① 清潔を保つ

シャワーだけでなく、お風呂に入ることは、体温向上につながり、免疫力を上げることに繋がります。

外出から帰ったら、手洗い、うがいをすること。そして、外出から帰ったら、着替えて、お風呂に入ることも効果的です。外から家の中にウイルスを持ち込まないように気をつけなければなりません。

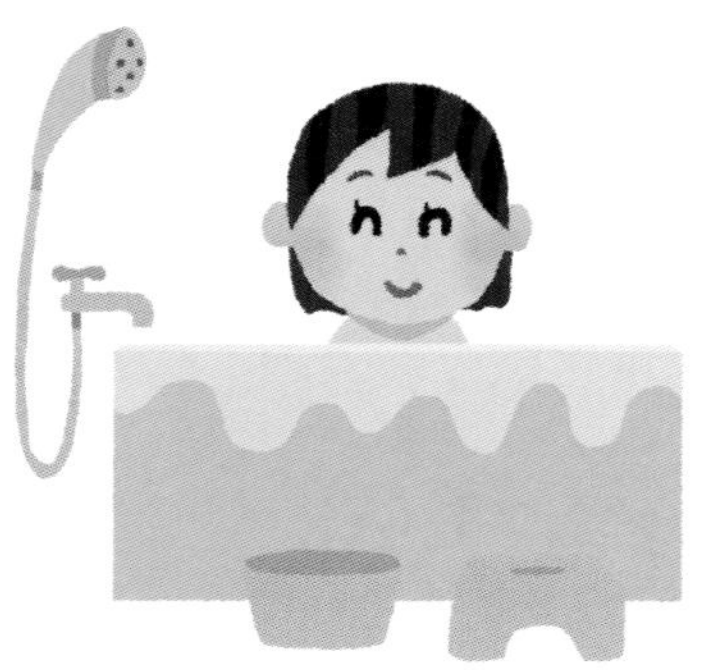

② 睡眠をとる

コロナが心配で、睡眠が浅くなる人も多いようです。外出することが少なくなり、運動不足で、寝付けない人も増えているようです。生活リズムを整えて、十分な、質の良い睡眠をとるように心がけましょう。

寝る直前の過度の運動は、睡眠の妨げになります。「疲れたら、よく眠れる」と自己判断してはいけません。また、寝る前に、お腹がすいたからと言って、胃にもたれるような量の食事は、差し控えましょう。熟睡しづらくなります。

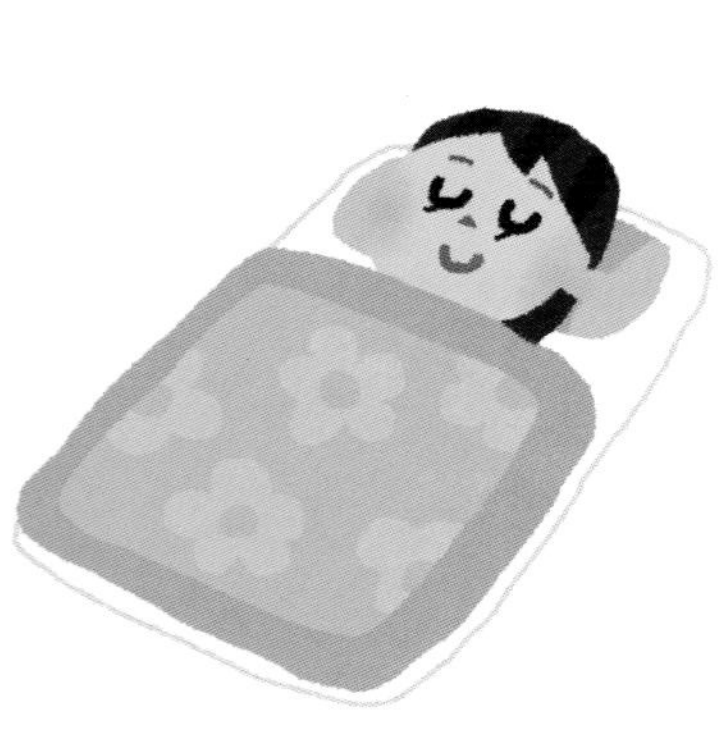

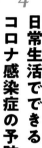

③ しっかりと食事をとる

外出制限がかかると、思うように外食や買い物に出かけることができません。食材が不足すると、調理できる献立が限られるようになるので、食欲や食事量がどうしても低下します。生野菜など保存性の低いものは買い置きできませんが、缶詰や冷凍食品など、保存性の高い食材は多めに備蓄しておきましょう。

消費期限の長い食品を、備蓄しながら食べること、食べたら買い足すこと（ローリングストック）を続けることが、推奨されています。コロナ禍だけでなく、地震や自然災害による食事のあり方が見直されています。

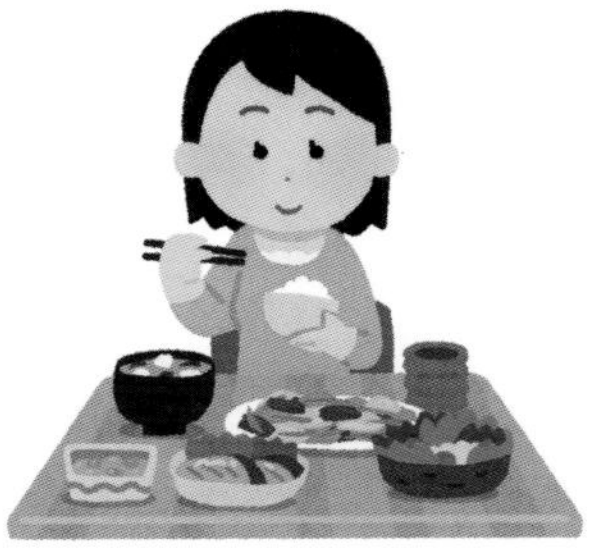

④ 口腔ケアをしっかり行う

口の中は、粘膜細胞に覆われています。舌は、前面に突起があり、汚れが付着しやすいようになっています。歯みがきだけでなく、粘膜、舌も念入りに掃除することが大切です。

口の中は、外から入ってくる雑菌でいっぱいです。その雑菌を、私たちは、自分の唾液で殺菌します。第一の免疫は、唾液力によるものです。

私たちの口の中の唾液には、舌下腺から出る唾液、顎下腺から出る唾液、耳下腺から出る唾液、大きく分けて3種類あります。この3種類の唾液の中で、顎下腺と耳下腺から出る唾液に、殺菌力があります。

この唾液が十分に出るためには、よく噛むこと。そして、唾液腺が詰まらないように清掃することも大切です。歯ブラシは、歯の表面や歯間を清掃することが主目的です。粘膜や舌表面の清掃には、専用のブラシを使いましょう。

⑤ 家庭でできる運動

外出できなくなると、思った以上に体力が低下します。立ち上がる時に、ふらつく、ちょっとした段差につまずくなどの心配がおきます。毎日の生活習慣を介して、なるべく自分で行動しましょう。掃除や洗濯、調理など、負担にならない程度に体を動かすことは、持続しましょう。

また、健康維持、肥満防止のために、ラジオ体操やストレッチなど、適度の運動を心がけましょう。

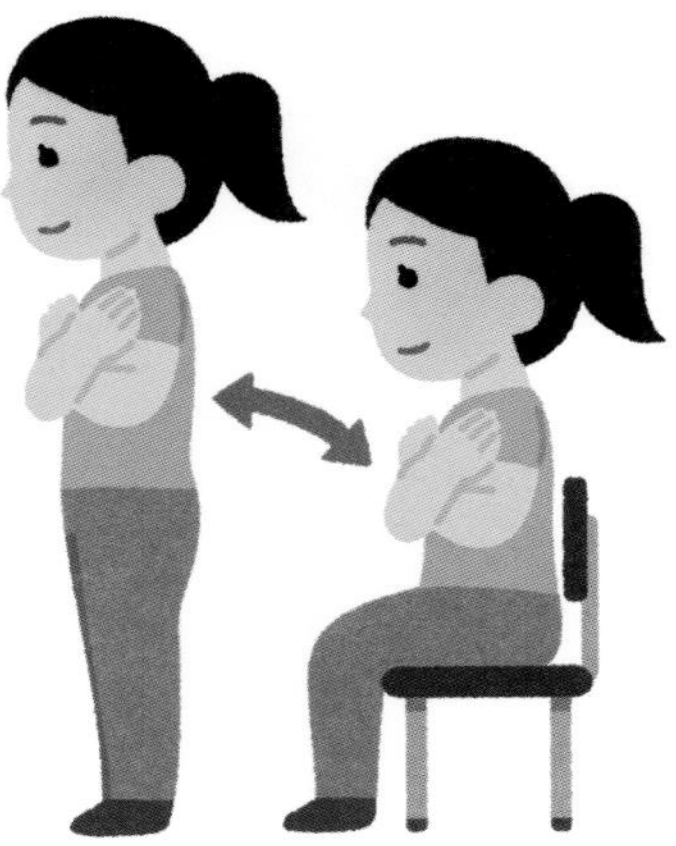

❻心配事は相談しましょう

初めての妊娠は、不安が多くあります。コロナ感染症の心配も付加されて、自宅にこもりがちで、人との会話が少なくなります。

心配なこと、必要なことは、周りの人を頼りましょう。保健センターや病院には、助産師や保健師がいます。出かけることなく、電話での相談も受け付けています。

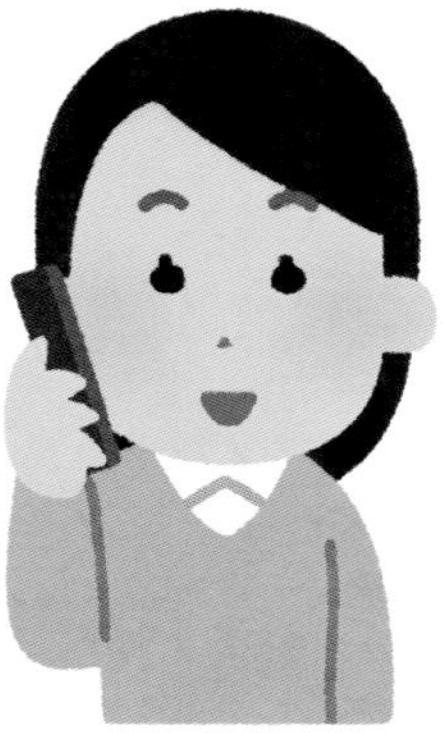

❼毎日の体温、体重を測定し、自分の健康状態を確認する

体重を測ることが、妊娠時の健康管理のバロメーターでしたが、コロナ禍では、生活習慣の一環として、朝起きたら、体温、体重を測定し、普段から自分の健康状態を把握しておきたいものです。

もし熱がある場合は、まず自分の妊婦健診でかかっている病院に、電話で相談しましょう。

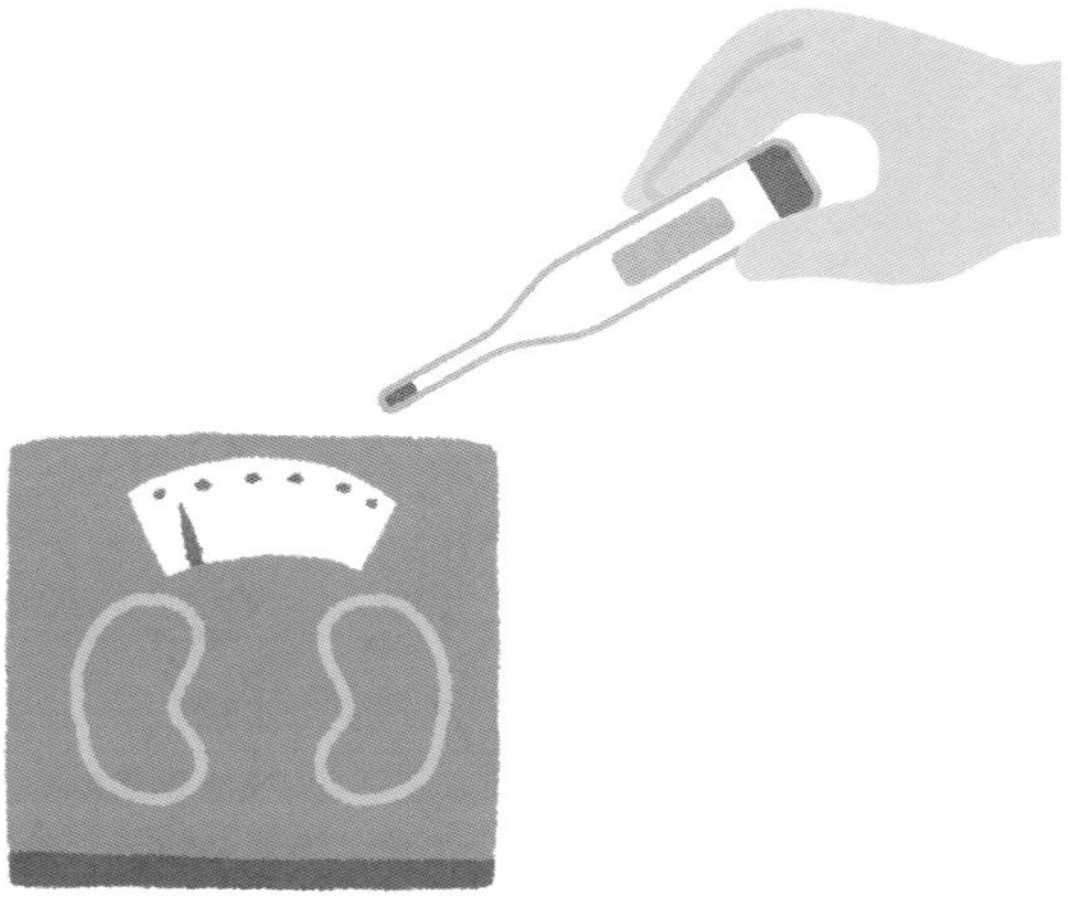

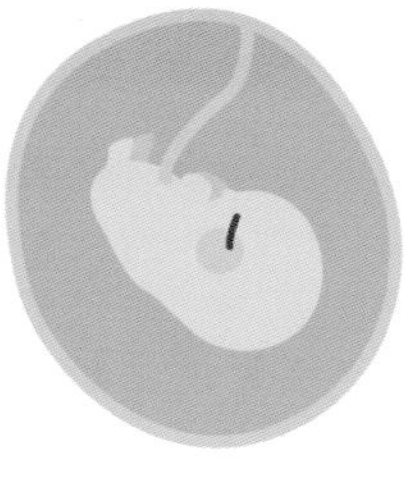

厚生労働省では、妊娠中の方に向けて、下記について新型コロナウイルス感染症（COVID-19）対策を示しています。

- ●発熱や咳がある時の相談と受診の目安
- ●各都道府県等の相談窓口の設置があること
- ●分娩について
- ●働いている方への配慮
- ●各分野の専門家からのメッセージ

1 感染が妊娠に与える影響

妊娠中に感染しても、基礎疾患を持たない場合、その経過は同年代の妊娠していない女性と変わりありません。

2 妊婦の感染が胎児にあたえる影響

新型コロナウイルスに感染した妊婦から胎児への感染は、まれだと考えられています。

妊娠初期または中期に新型コロナウイルスに感染した場合に、ウイルスが原因で胎児に先天異常が引き起こされる可能性は低いとされています。

3 妊婦の感染が胎児にあたえる影響

一般に、妊婦の方が肺炎にかかった場合には、重症化する可能性があります。人混みを避ける、こまめに手を洗うなど日ごろの健康管理を徹底してください。

出典：厚生労働省「新型コロナウイルス感染症（COVID-19）対策～妊婦の方々へ～」
2021年2月版をもとに作成

Part 2

妊娠・出産における最近の問題

妊娠中、誰もが「元気な赤ちゃんが生まれますように!」と望みを以て、赤ちゃんを育み出産を待ちわびます。しかし、近年は小さめの赤ちゃんが生まれることが多くなりました。

「低出生体重児」という言葉を聞いたことがありますか?「低出生体重児」とは生まれた時の体重が2500gに満たない赤ちゃんのことを指します。

下の表は、近年の出産状況をグラフ化したものです。年々低出生体重児が増加していることがわかります。

なぜ、食の環境が豊かなわが国で、最近、低出生体重児が生まれる割合が増加しているのでしょうか。

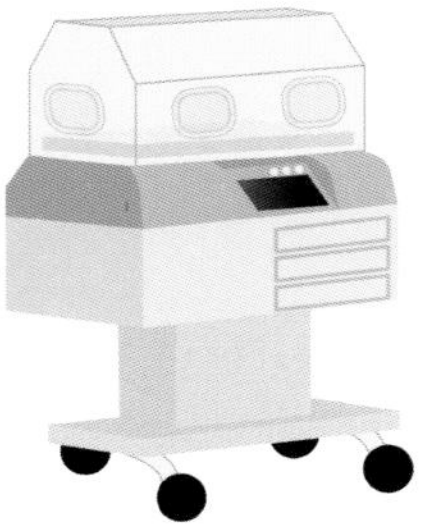

なぜ、低出生体重児が生まれるのでしょうか?

それは、若い女性のやせ傾向が増加していること、妊娠中の厳格な体重管理や摂取する栄養の不足など、健康そうに見える妊婦さんでも栄養が十分ではないからです。

この栄養の不足は、赤ちゃんが小さく生まれるだけではありません。胎児の時に、低栄養、あるいは栄養不良という状態でいると、それが将来の生活習慣病の原因となります。

生まれるときに体重が小さければ小さいほど、高血圧、冠動脈疾患、糖尿病、生殖機能の低下などになりやすいことがわかっています。これは低栄養と反対の過栄養も同じです。

妊娠中の胎児への栄養、すなわちママたちの食べ物は次の世代の健康への影響が大きいのです。

厚生労働省は、低出生体重児の生まれる割合が増加し続けていることから、妊娠中の女性の適切な体重増加量について、目安を引き上げる方針を固め、妊産婦が食生活の参考とする指針を改定します。

出生体重2500g未満児の割合・年次推移

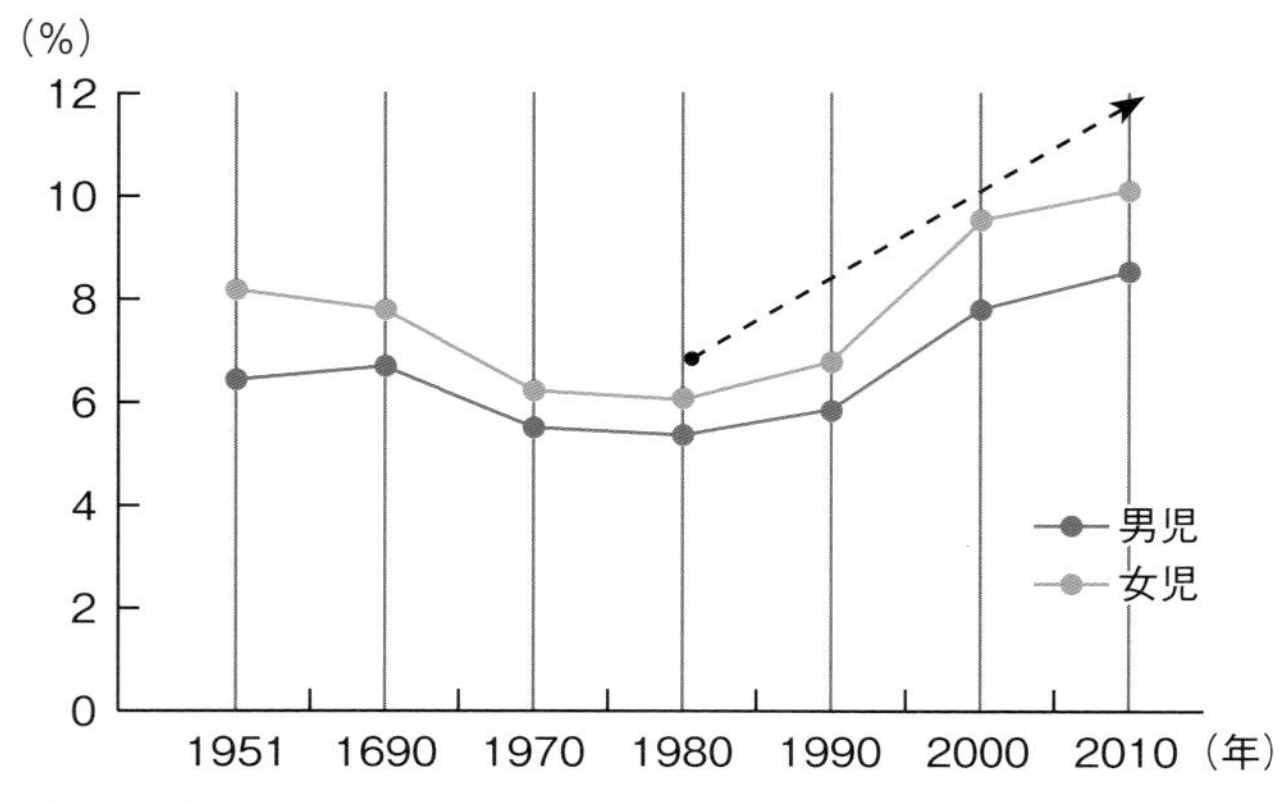

出典:厚生労働省「人口動態調査」をもとに作成

■新しい妊娠中の体重の目安

BMI ＝体重（kg）÷ 身長（m）÷ 身長（m）

妊娠していない時の体重で計算します。

非妊娠時のBMI	妊娠期を通しての増加体重
18.5未満（やせ）	12 ～ 15kg
18・5以上25未満（普通）	10 ～ 13kg
25以上30未満（肥満）	7 ～ 10kg
30以上	上限5kgを目安として個別に指導

「賢く食べて、丈夫に育てる」

つわりの時期は、赤ちゃんの体重が小さく多くの栄養は必要ありません。ママが食べられるものを食べたいときに食べられるだけ食事をしてください。

妊娠16週頃につわりが落ち着き、食欲がでてきます。ママのホルモン状態も安定し「安定期」に入ります。この時期になったら、ママと赤ちゃんの健康を意識して食べ物を選んで食べましょう。

また、ママと赤ちゃんの健康管理には「歯の健康」が影響することがわかってきました。

妊娠中はホルモンの変化、唾液の変化、口の中の手入れが十分でないことから、歯肉炎や歯周病になりやすいです。

歯周病になると、低出生体重児の他に流産・早産の危険性が高まることが最近の研究でわかってきています。

妊娠中の歯の健康を保ちながら賢く美味しく食べましょう。

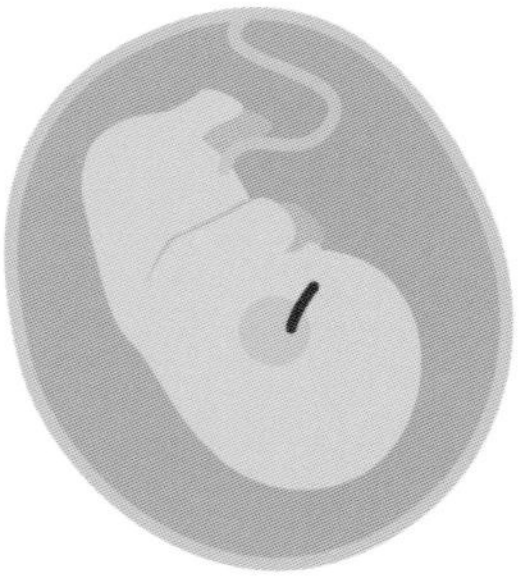

Part 3

胎児の口・歯の成長とママの口腔ケア

ほとんどのママが、赤ちゃんが生まれて乳歯が生えそろったら、しっかりカルシウムをとらせると、立派な歯になると思われがちです。ところが、乳歯、永久歯共に、ママのおなかの中で、すでにできていて、歯茎の中に隠れているのです。

　赤ちゃんの口腔内について、改めて、見直してみましょう。

❶ 胎児の歯と口の機能の発達

　赤ちゃんの歯がはえそろったら、丈夫な歯になるようにカルシウムの多い食事にしようと思っているママが多いのではないでしょうか。実は、乳歯・永久歯は赤ちゃんがお腹の中にいる時に既にできていて、歯茎の中に隠れているのです。

　赤ちゃんの歯の成長と口の機能についてみてみましょう。

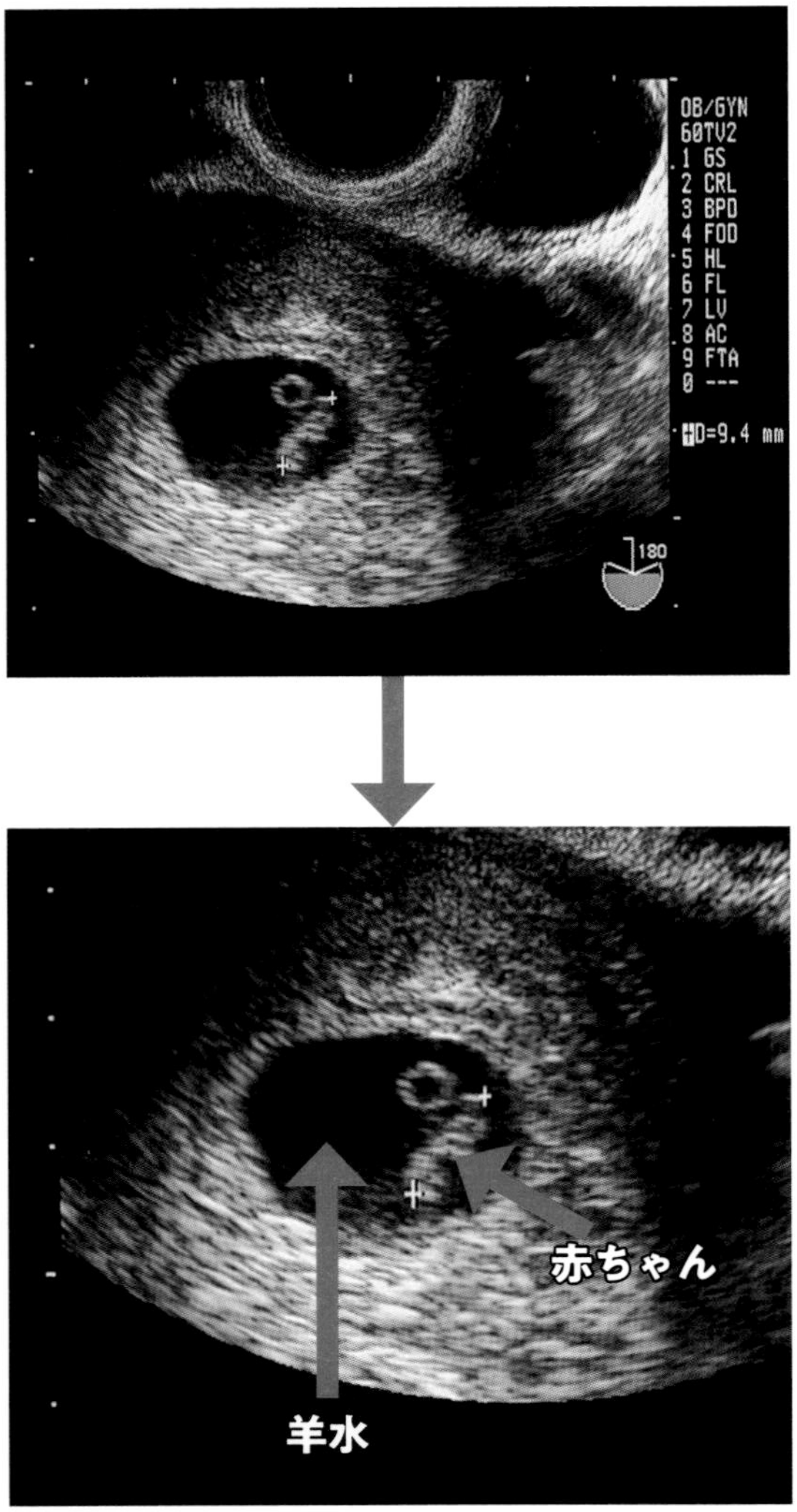

●乳歯の成長
　この超音波の写真は、妊娠7週の赤ちゃんです。この頃の赤ちゃんは身長約1cm、体重4g(さくらんぼ1粒くらいの重さ)です。

　この時期には、乳歯のもと「歯胚」ができ始め、10週頃にはすべての乳歯が完成します。

●永久歯の成長
　14週頃にエナメル質の原型ができ、永久歯の歯胚ができ始め、まもなく完成します。

●味覚の成長
　7週頃に味覚を伝達する機能「味蕾」ができます。

　8～9週頃に口を開けるようになり、

羊水を口で感じるようになります。

16週頃には実際に羊水を飲み込みますので、羊水の味を感じるようになります。

～飲み込んだ羊水のその後～

羊水には赤ちゃんが大きくなる際にとれた産毛や皮膚が含まれます。

産毛や皮膚は生まれるまでお腹の中にためておき、生まれたら便として出します。

羊水の水分は腎臓でろ過されて、尿として排泄されます。

●おっぱいやミルクを飲む練習

20週頃に指しゃぶりをするようになります。もしかしたら、妊婦健診の超音波検査で赤ちゃんが指しゃぶりをしている場面を見ることがあるかもしれませんね。これは、「吸啜運動《きゅうてつ》」と言って生まれてからおっぱいやミルクを飲む練習をしています。

人は歯や噛む力によって、食べ物を体に取り入れ、栄養をとって体を成長させ健康を維持します。そのもととなる赤ちゃんの歯や吸啜力は、お腹の中から始まっているのです。

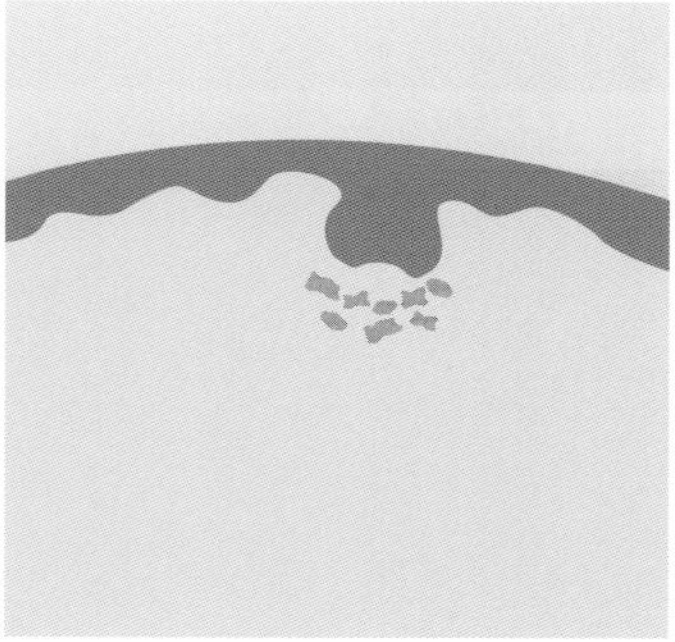

妊娠7週ころ
乳歯の芽

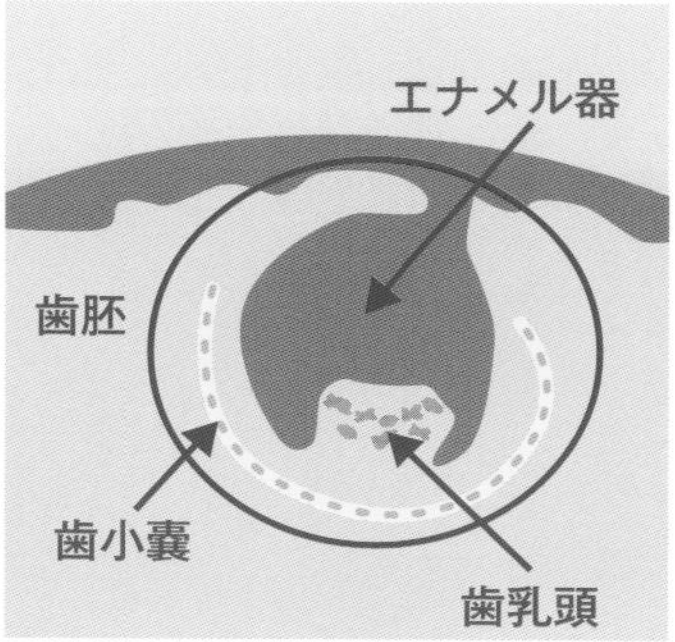

妊娠7～8週ころ
乳歯の歯胚

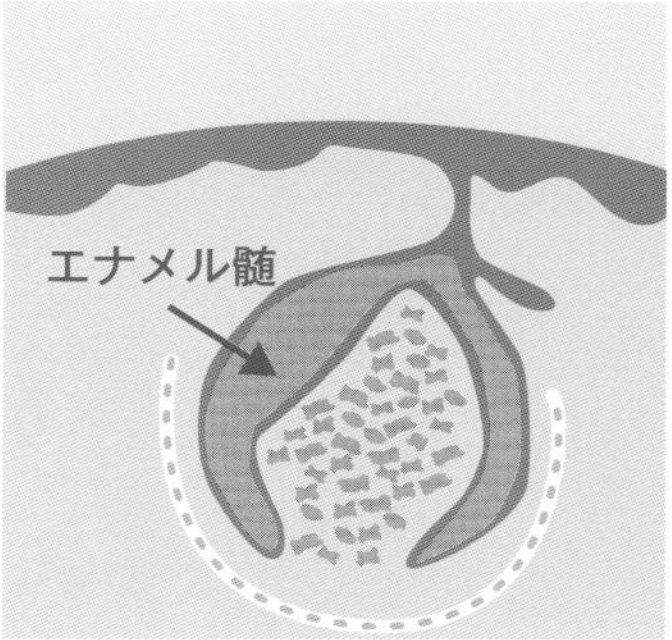

妊娠14週ころ
エナメル質の原型ができ、永久歯の歯胚ができ始める

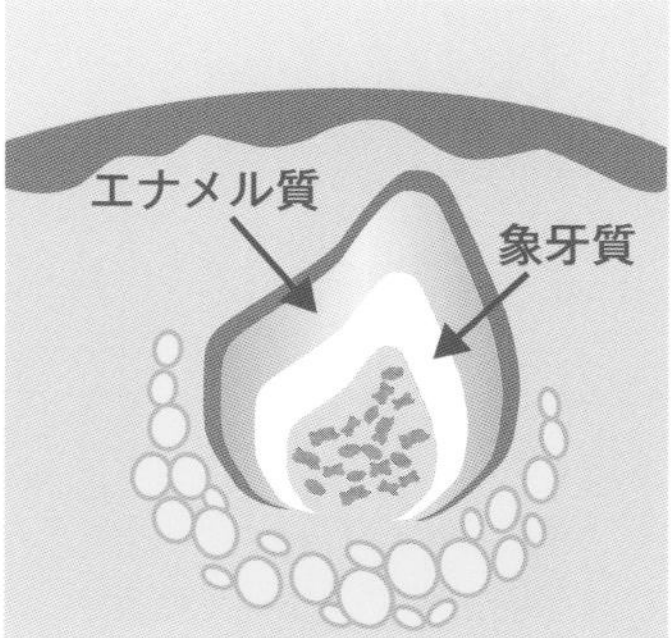

16週ころ
乳歯の石灰化がすすみ、歯の表面の厚さと硬さが増します。

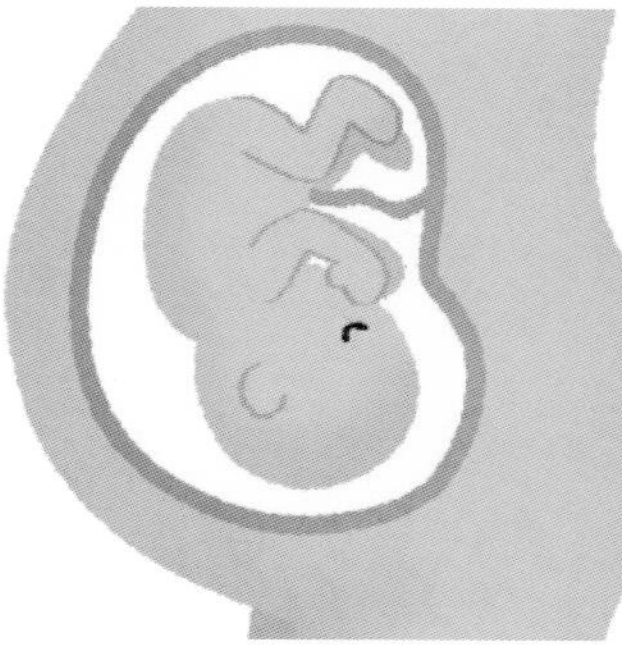

20週ころ
指しゃぶりをするようになり、24週ころ　おっぱいを吸う練習運動（吸啜運動）をするようになります。

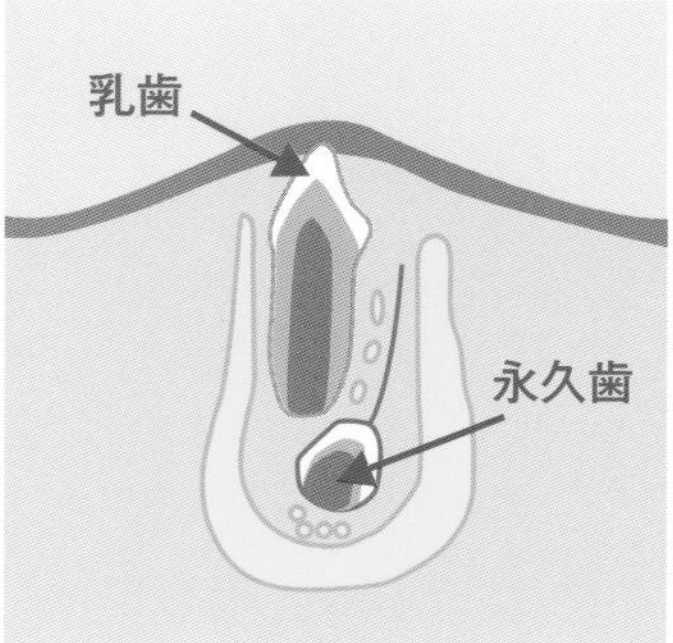

24週ころ
歯を支える土台となる歯槽骨がつくられます。

妊娠中のママの口腔内環境

重要なのは、胎児の口腔内環境（歯、味覚など）の形成だけではありません。もちろん、ママの口腔内環境も大切です。

妊娠中は、お腹がすき、間食が多くなります。つわりで、十分な歯みがきができない場合もあり、口腔内環境は悪くなりやすい時期です。

一般的に妊娠中は、むし歯の治療ができない時期と考えられていて、むし歯や歯周病が心配される時期に、歯科医院に行かなくなる時期でもあります。

口腔内の健康状態を保つためにも、つわりが落ち着いたら歯科を受診しましょう。

○「妊娠性歯肉炎」

ホルモンバランスの変化によっておこる「妊娠性歯肉炎」は、特に妊娠初期の妊婦さんに多い疾患です。

一般的な歯肉炎と同じように、痛みがありません。知らない間に進行してしまいやすいのが特徴です。

体の抵抗力が落ちて、歯肉へ炎症が起こることを指します。

出産を終えて、ホルモンバランスが元に戻ると自然に治る場合がほとんどです。

○「妊娠性歯周病」

歯肉炎が進行し、歯肉だけでなく、歯の組織にまで、広がっている炎症を指します。つわりで歯みがきが辛くなる人も多く、十分なケアができないことや、嘔吐した胃酸が歯の表面を溶かして、歯垢や汚れが歯に付きやすくなってしまうことが原因です。

妊娠性歯周病は、清掃不良が続くと、出産後も病状に悩まされるようになります。妊娠期から、しっかり対応しておきましょう。

○「妊娠性エプーリス」

エプーリスとは、限局性腫瘤（しゅりゅう）、歯肉腫（しにくしゅ）と呼ばれる、良性の腫れものです。男性より女性に多く、特に、妊娠性エプーリスとは、ホルモンバランスの乱れのために歯ぐきが大きく膨らんだ状態を言います。

産後、自然に消失するケースが多いのですが、どうしても気になるという時は歯科医師に相談してください。

口腔内のトラブルが妊娠経過におよぼす影響

近年の研究では、妊婦さんが歯周病にかかると、流産・早産・低出生体重児の危険性が高まることが明らかにされています。授かった赤ちゃんが健康な身体で生まれてくるように、妊婦さんはむし歯予防や治療など、ご自身の口の健康管理の意識を持たなければなりません。

つわりの時期の歯の手入れ

つわりの時期は、こまめに食事をとりますので、歯垢が溜まりやすくなります。また、吐くことで、口の中が酸性に偏るので、より虫歯になりやすくなります。

そのため、お口の中のケアが普段より必要です。

ところが、つわりの時期は、匂いや味に敏感になりがちです。歯みがきや歯ブラシが、吐き気の原因になることもあります。体調がいいときに、下を向きながらブラッシングを行なえば、口から吐き出すことも簡単にできます。歯ブラシに抵抗がある場合は、うがいやフロスだけでも構いません。

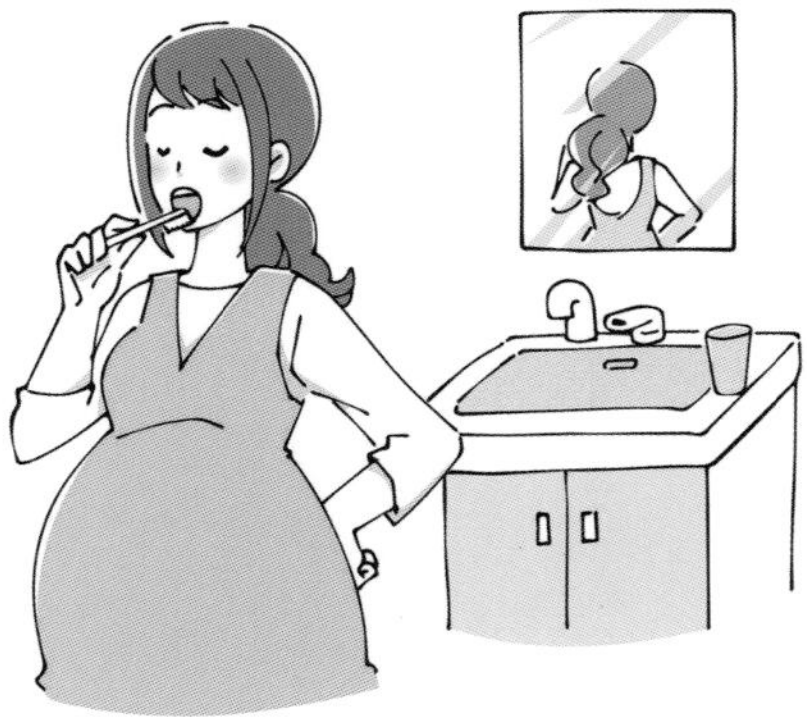

妊娠中の歯科治療

●赤ちゃんとママの健康のために、妊娠中に必ず一度は歯科検診を受けてください。
●歯科治療を受ける際は、最適な時期を選びましょう。
●むし歯や歯周病の治療に向いている時期は、安定期(妊娠中期)です。体調が不安定な妊娠初期は避けたほうがよいでしょう。お腹が大きくなる妊娠後期は、治療の体勢をとるだけで辛くなる妊婦さんもいますので、あまりおすすめできません。
●出産して落ち着いてから…と思っていても、実際には赤ちゃんのお世話で忙しくなってしまい、通院の時間がとれなくなってしまいがち。そのためまずは安定期に入ったら歯科医院検診を受けるために検診を受けてください。

妊娠初期　(14週未満)

●歯の痛みや歯ぐきの腫れといった、急を要する症状が出た場合は応急処置を受けて、安定期に入ってから治療を行うようにしてください。

妊娠中期　(14 ~ 28週未満)

●安定期に入った妊娠中期は、お腹の中の胎児が胎盤によって安定した状態になります。そのため、通常通りの歯科治療やレントゲン撮影、投薬も行えます。胎児や母体の状態が安定しているこの時期に、治療を行うとよいでしょう。

妊娠後期　(28週以降)

●診療台に横たわることさえ妊婦さんの身体への負担が大きくなりますので、妊娠後期の歯科治療は応急処置のみにしておくほうがよいでしょう。
●本格的な治療が必要である場合は、出産された後で改めて治療を再開するとよいでしょう。

歯みがきの仕方

❶ 歯ブラシの選び方

歯ブラシは、毛先の柔らかさによって、SS（超柔らか）、S（柔らか）、M（普通）、H（硬め）に分かれます。若い人は、歯の表面が白くなるように、ごしごしみがく人が多いため、MやHのように硬めを好む人が多いようです。ところが、妊娠中は、歯周病対策として歯の表面より歯肉と歯の間を丁寧に磨くことが必要になります。その際に、固い歯ブラシは刺激が強すぎて歯肉の後退につながりますので、軟らかい歯ブラシで優しくみがきましょう。みがくというよりマッサージをするイメージです。

硬い歯ブラシと柔らかい歯ブラシを、みがきたい部分によって使い分けることも望ましいことです。

毛先の形状も、様々な形状がありますが、好みによって切り口を選びましょう。

❷ 歯ブラシの交換時期

歯ブラシの毛先が開いた時期が交換時期です。1か月を交換時期の目安に考えてください。

毛先の開いた歯ブラシでは、十分にみがけないことが報告されています。

◆歯ブラシの選び方

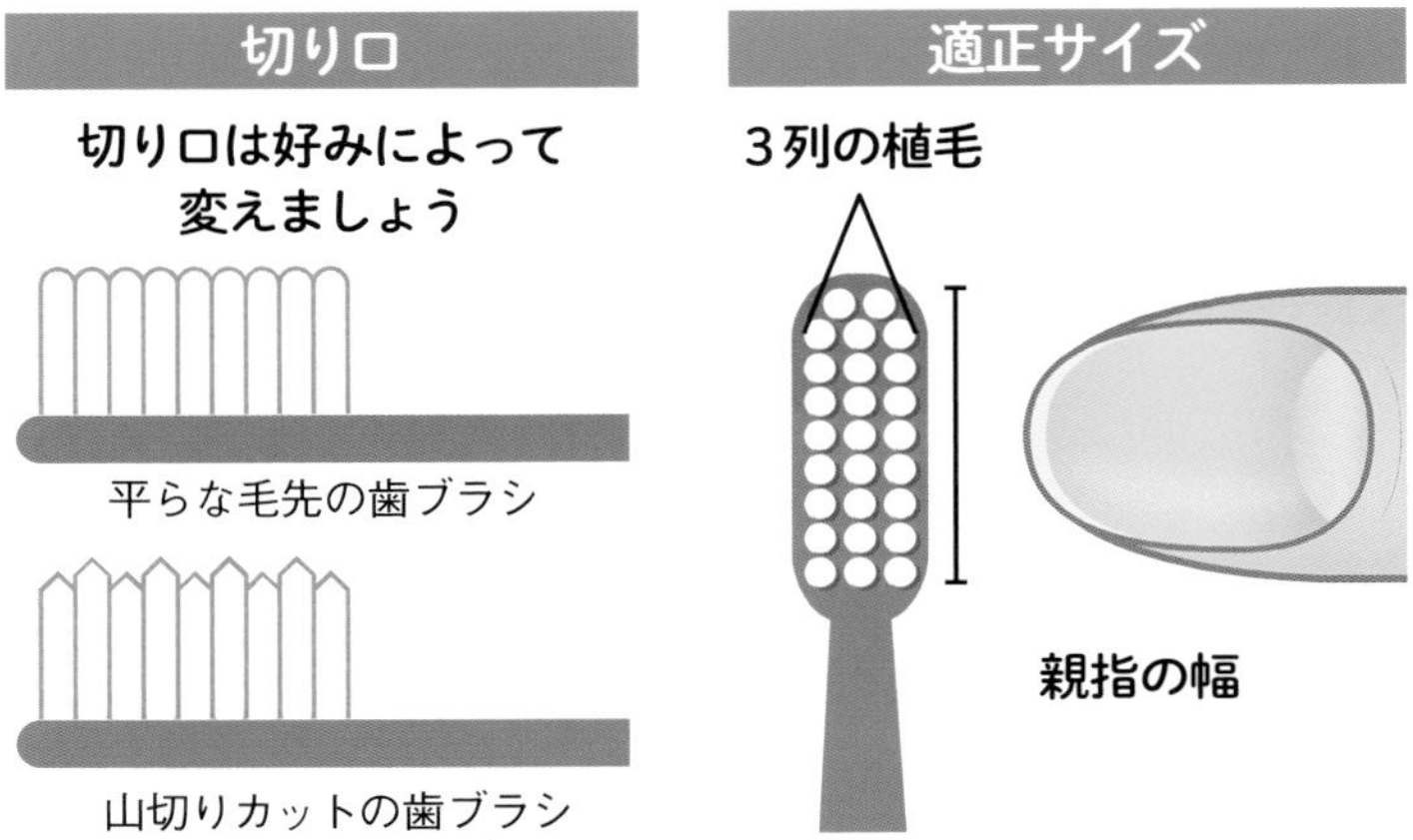

そして、歯みがき後は、使った歯ブラシをよく水洗いし、乾かすことが大切です。使った後に、キャップをかぶせて保存される人がいますが、その際は、必ず乾かしてからキャップをかぶせましょう。

キャップは、移動する際に他のものから形状を阻害されないための保護をすることが目的です。決して、濡れたままでのキャップの装着は行わないようにしましょう。濡れていると雑菌が発生し、次の歯みがきの際に知らず知らずに、雑菌が口腔内に入る危険があります。

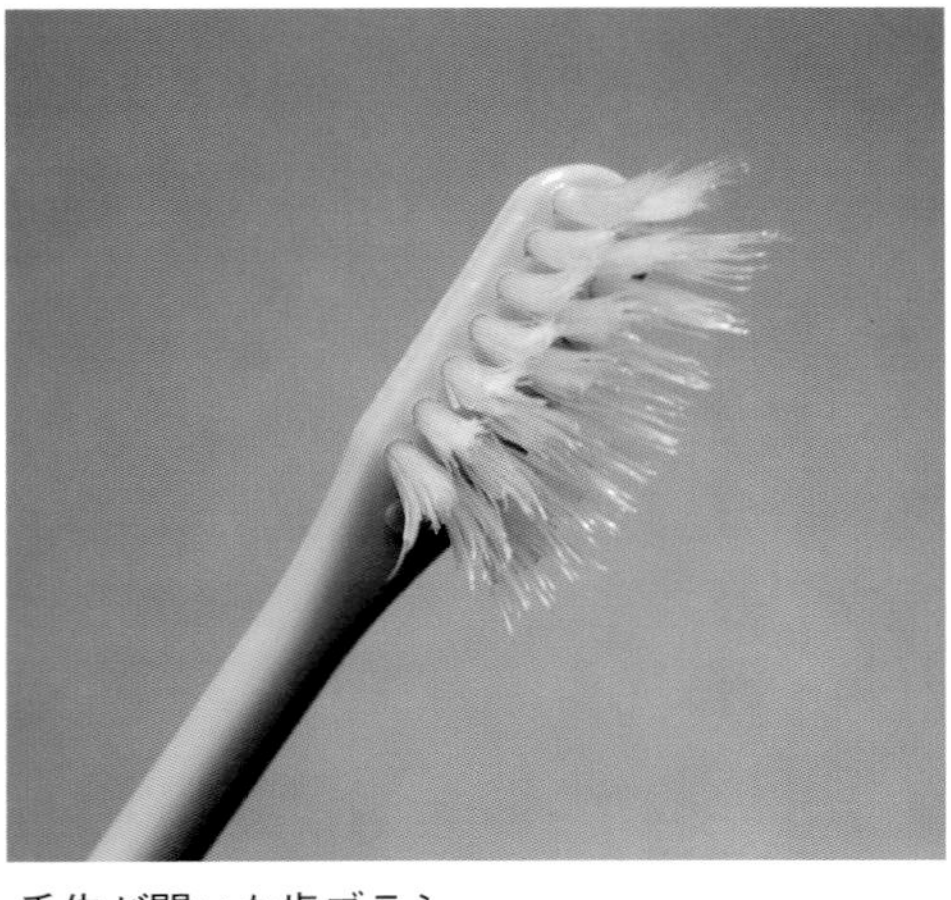
毛先が開いた歯ブラシ

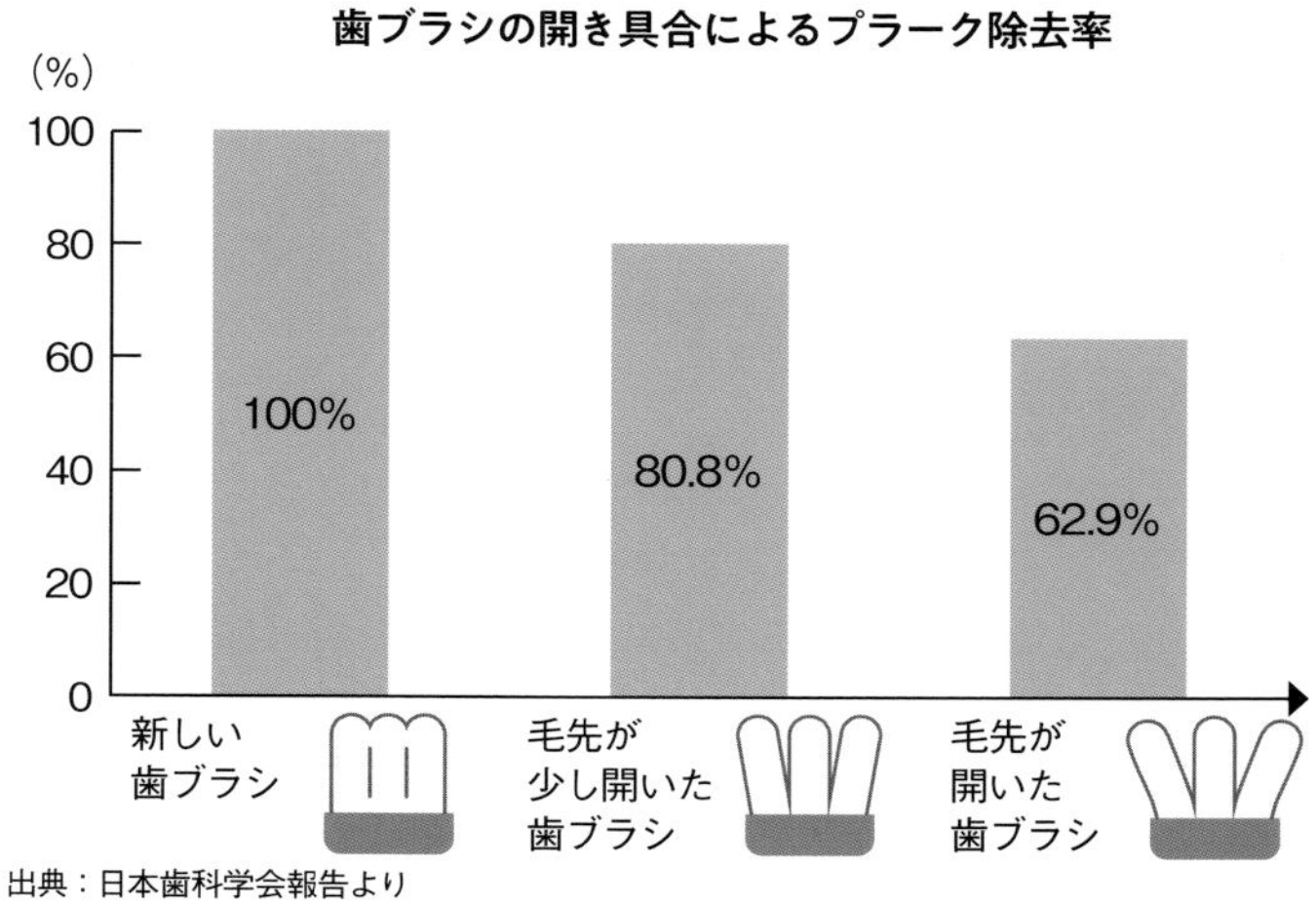

出典：日本歯科学会報告より

③歯みがき粉の選び方

最近では、いろいろな種類の歯みがき粉が販売されています。嗜好に合わせて、自分の好みで選びましょう。

チューブタイプ、液体タイプ、ホワイトニング用、歯周病用など、いろいろありますが、実は、大切なのは、「1回の歯みがきに使う歯みがき粉の量」です。

テレビや雑誌などで、歯ブラシいっぱいの歯みがき粉をのせた写真をみます。1回に使う歯みがきに使う量です「米粒ほど」「1㎜ほど」で構いません。

歯みがき粉を多く使うと、泡立ちがよく、短い時間で磨いた気になります。できれば、何もつけない状態で丁寧に洗い、最後に、米粒ほどの歯みがき粉をつけて、仕上げみがきをすることが望ましいでしょう。それで物足りない場合は、少量ずつ歯みがき粉をつけ足して、こまめに洗いましょう。

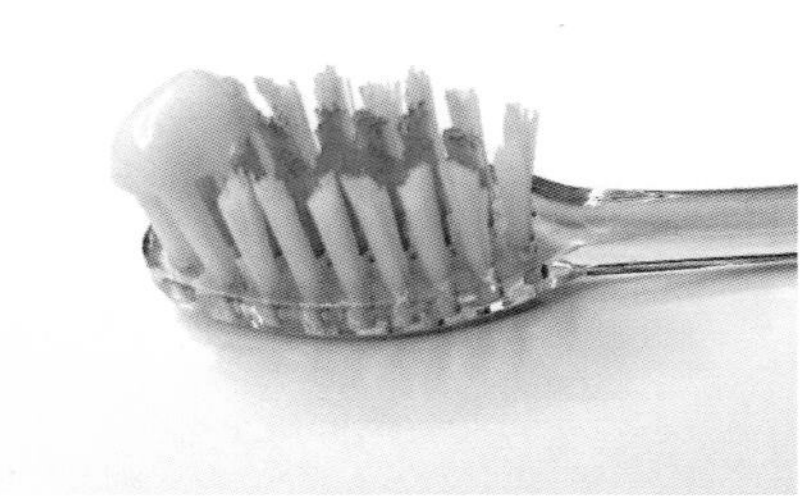
歯みがき粉の量

④歯のみがき方

①歯の表面

まず、鉛筆持ちした柔らかめの歯ブラシで、小刻みに歯頸部をブラッシングします。歯面をごしごしブラッシングするより、歯間に汚れが付着しやすいので丁寧に優しくブラッシングしましょう。歯と歯の間は、どうしても食物残渣が詰まりやすくなります。

②歯ブラシの動かし方

1か所を20回以上、歯並びに合わせてハブラシを動かしましょう。

③歯と歯の間

歯と歯の間は歯間ブラシを使います。また、みがきにくい、通常の歯ブラシが届きにくい、みがきにくいところには、タフトブラシを使いましょう。

また次の3つのポイントに注意することが大切です。

⑤ 歯間の清掃方法

上記のタフトブラシや歯間ブラシなど、いろいろな歯ブラシの補助器材があります。主なものの特徴を理解しましょう。

○つまようじ

つまようじは、詰まった食物残渣を押し出すだけの役割です。つまったものを取り除くことができたら、つまようじで歯間をごしごしすることは止めましょう。すっきり感はありますが、歯ブラシのように清掃機能はありません。

○歯間ブラシ

歯間ブラシには、いろいろな種類があります。

歯間ブラシは、字のごとく、先にブラシがついていて、清掃機能を持ちます。

必ずしも、清掃のために歯間ブラシやフロス(糸状の清掃用器具)を使った方がいいわけではありません。口腔内は、個人差があります。専門の歯科医師に相談して進めましょう。

歯間が大きくても、歯間ブラシはなるべく小さいものを選びましょう。歯間ブラシでごしごししていると、歯間が大きくなることもあります。あまり隙間がない方は、歯間ブラシでなく、フロス(糸状の洗浄器具)を使った方がいい場合もあります。

そして、歯肉から歯面に向けてかぶせるようにマッサージ感覚でブラッシングすることが望ましいでしょう。

歯みがきのポイント

ポイント① 毛先を歯の面にあてる

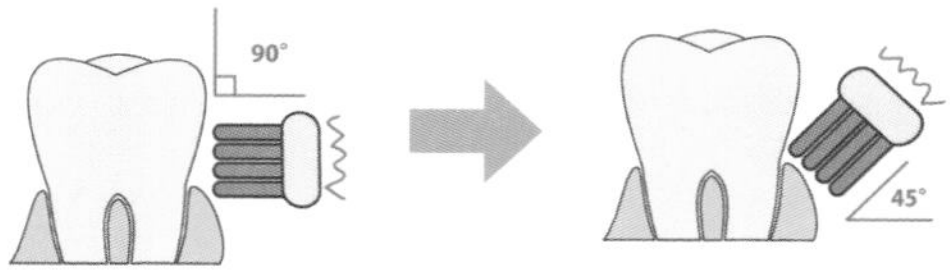

ハブラシの毛先を歯と歯ぐき(歯肉)の境目、歯と歯の間に、斜め45度にきちんとあてる

ポイント② 軽い力で動かす

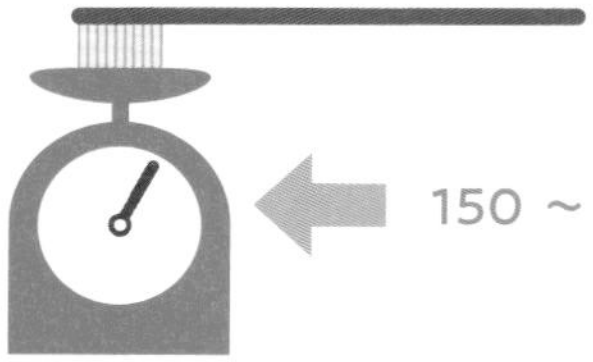

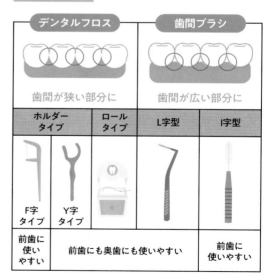

小刻みに、歯ブラシを動かすのではなく、小刻み(1センチ以内)にマッサージをするように、毛先が広がらない軽い力で動かす。

ポイント③ 歯と歯茎の境目を磨く

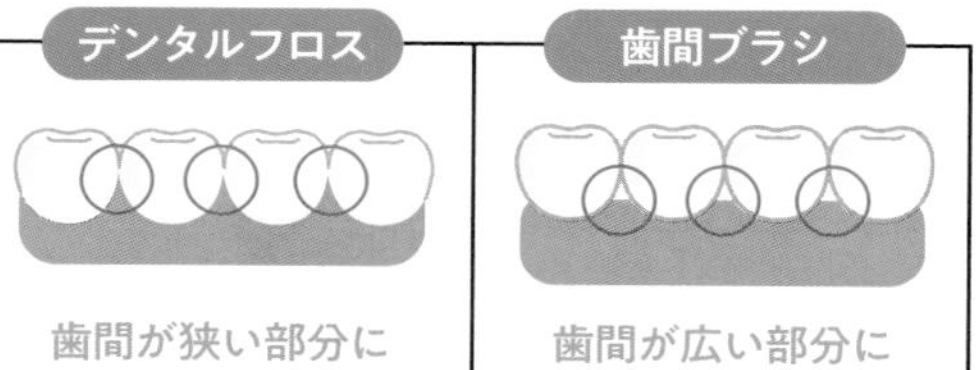

ホルダータイプ		ロールタイプ	L字型	I字型
F字タイプ	Y字タイプ			
前歯に使いやすい	前歯にも奥歯にも使いやすい			前歯に使いやすい

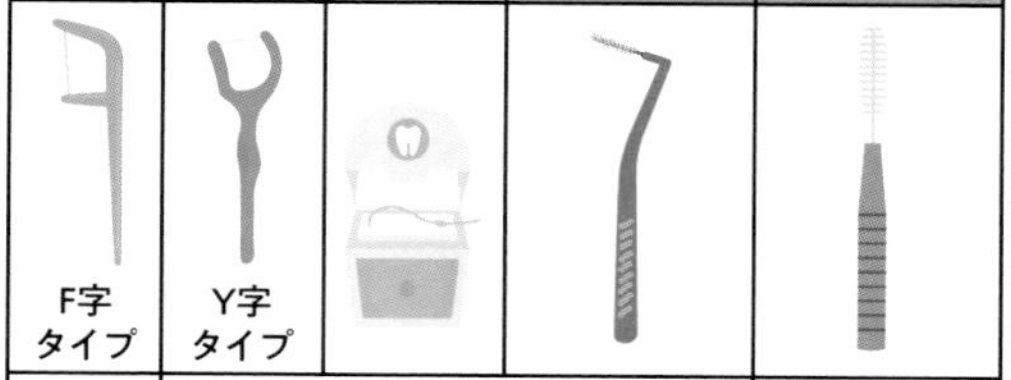

みがきにくい歯(奥歯、歯並びが悪くでこぼこしている歯、奥歯の背の低い歯)の歯と歯茎の境目をみがく。前歯のでこぼこしている歯は1本1本にハブラシを縦にあてて毛先を上下に細かく動かしましょう。歯ブラシだけでなく、タフトブラシや歯間ブラシなど、いろいろなブラシを使ってみがきましょう。

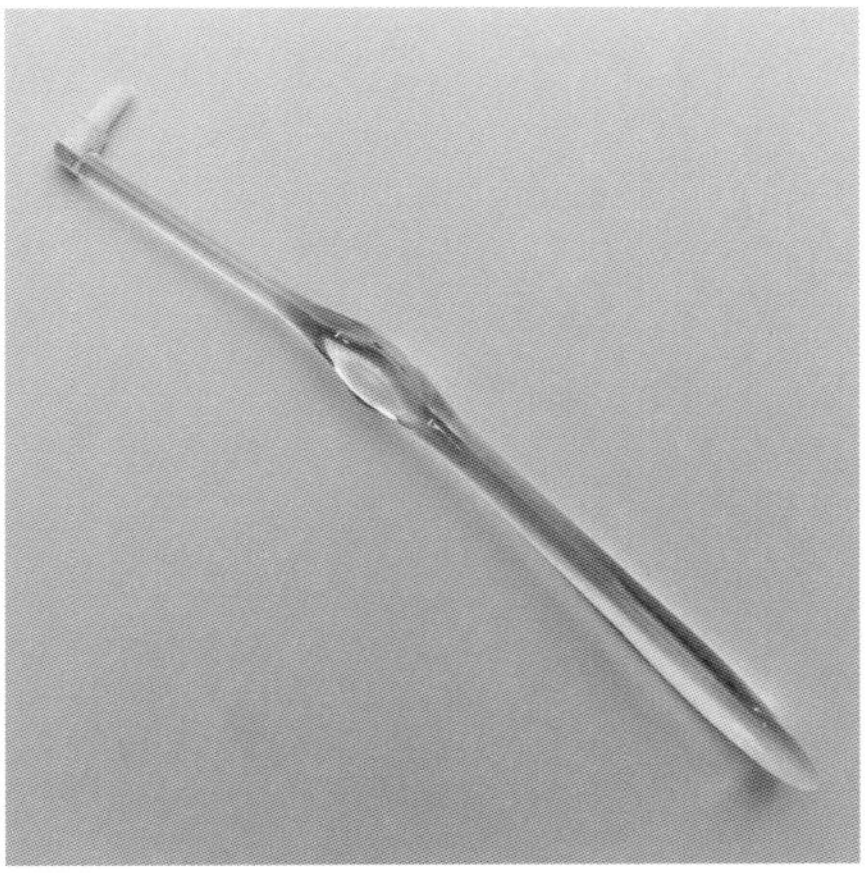

タフトブラシ

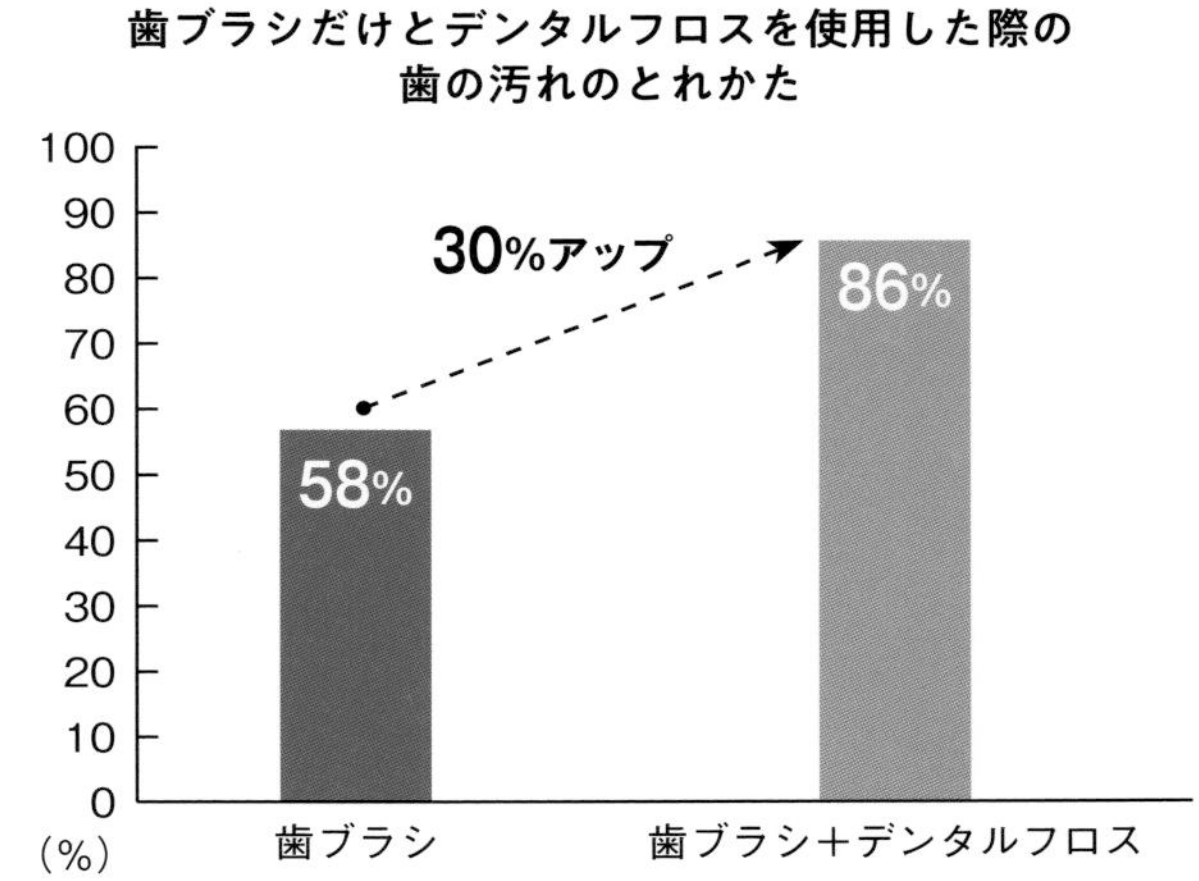

出典：山本他　日歯周誌　1975年を改編

❻舌ブラシの使い方

口の中の清掃は、歯の清掃だけではありません。「舌」の清掃をおすすめします。

妊娠期には、十分なブラッシングができず、口腔内水分も不足がちで、ネバネバ感が取れません。唾液の分泌量が少なくなり、舌にも汚れや雑菌が溜まり不潔になります。

舌の表面は、絨毛組織と呼ばれる複雑な構造になっています。

口の中には、500種類1mg中に10億個の細菌が浮遊していて、この10億個の細菌が、その舌にくっついていくのです。この雑菌は、粘り気があり、唾液の分泌を妨げるようになり、ひどくなると味覚障害を引き起こすようになります。清掃することで、味覚の改善と唾液の分泌につながります。

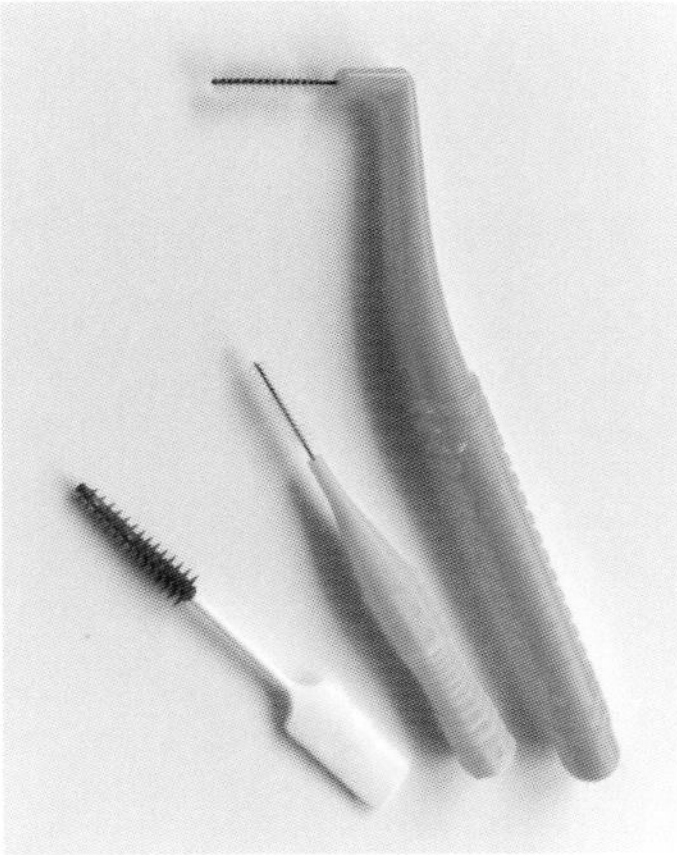

歯間ブラシ

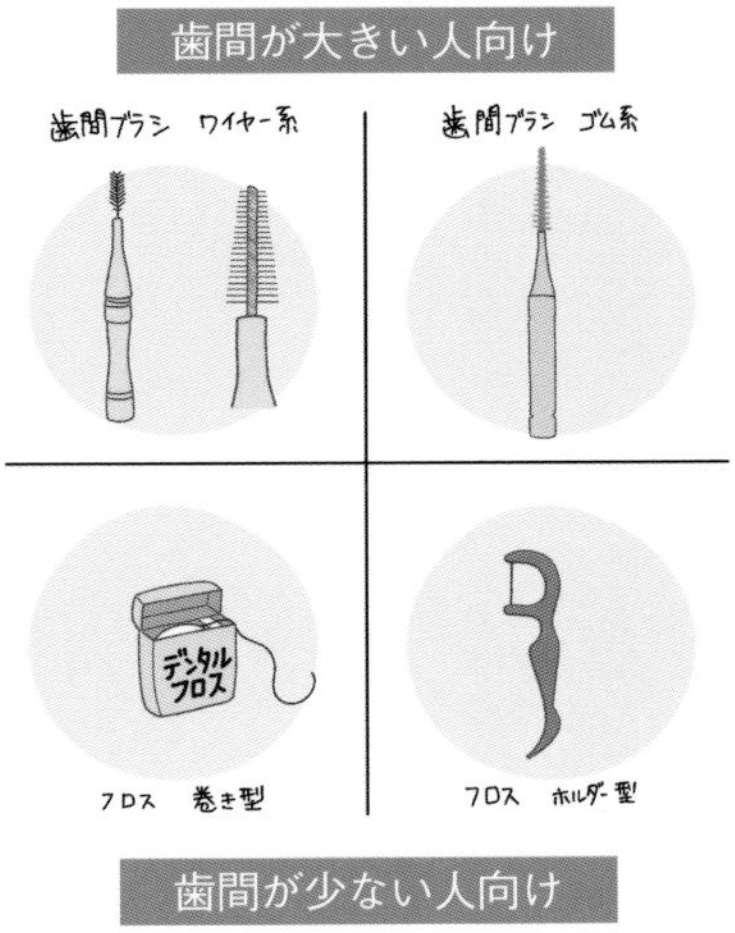

舌の絨毛構造

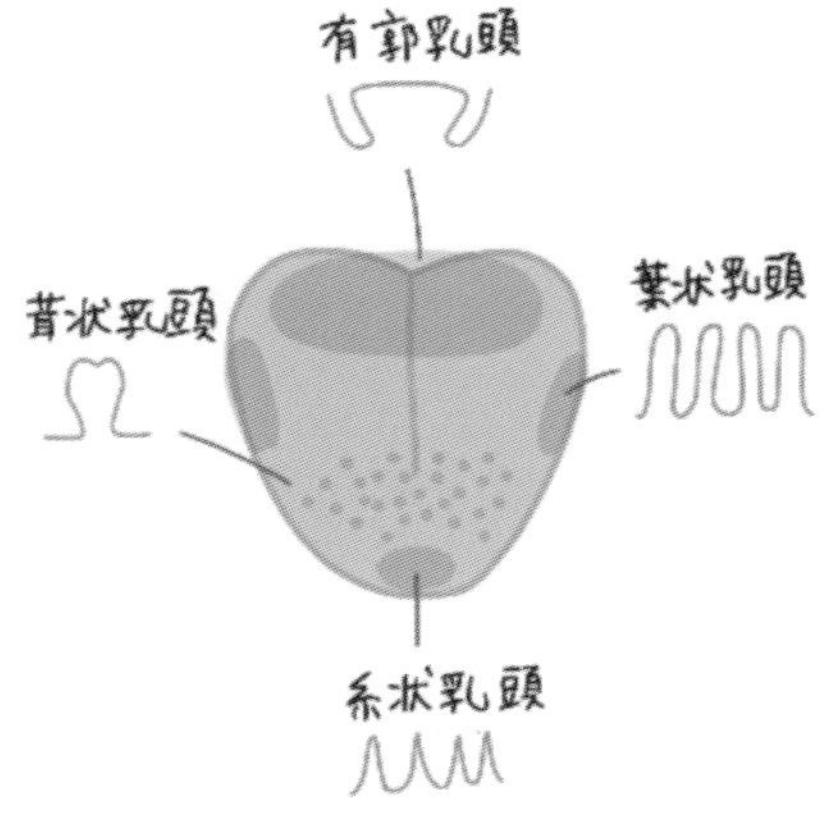

舌ブラシを使い、一方向から3度ほど汚れを優しくかき出します。刺激があり、痛いと感じられたら、スポンジブラシを使って舌掃除を行いましょう。刺激が少ないので安心ですが、使用後の清潔な保存が大切です。スポンジブラシに、水を十分に含ませて、なでるように舌の清掃を行ってください。いずれも、使用後は、流水でよくすすぎ洗いを行い、必ず乾燥させて保管してください。

かき出す方向

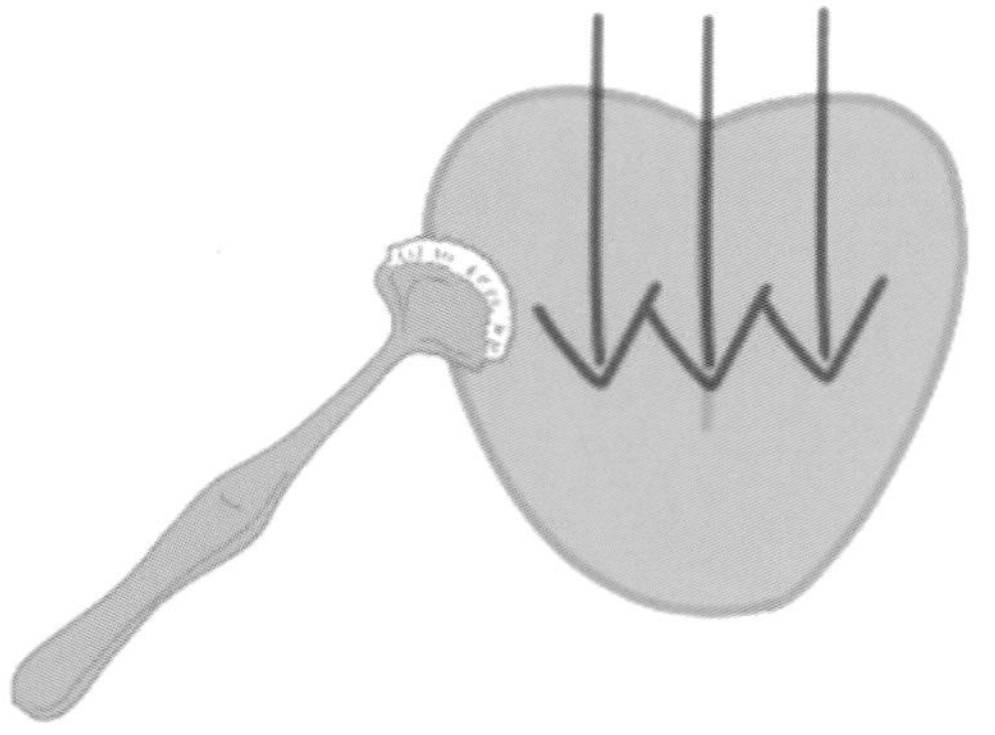

食事をすると私たちのお口の中は、酸性に傾きます。通常、歯の表面は固いエナメル質で覆われていますが、食事をすると口の中は酸性に傾き、酸が原因でエナメル質は溶け出します。

唾液の成分は99・5%の水分と酵素や免疫成分の有機成分とナトリウム・カリウム・炭酸水素・無機リン・カルシウムといった無機成分0．05%からできています。食べ物を食べると、口の中が酸性になります。この酸性の状態でいると、歯のエナメル質の表面が溶け出し、虫歯の原因を作ります。口の中がきれいな状態だと、唾液の力で再石灰化し、エナメル質を健康なもとの状態に戻します。

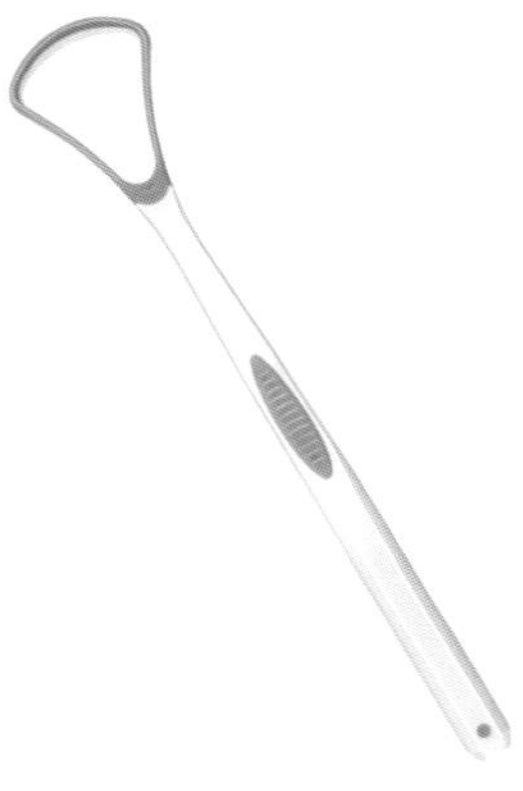

舌ブラシ

唾液がなければ口の中はアルカリ性に戻ることはありませんし、再石灰化に必要な成分を行き渡らせることもできません。唾液は、丈夫な歯を維持するための鍵と言えます。

むし歯になりやすい箇所は、歯の溝や歯と歯の間など唾液が入りにくい箇所に集中していますが、汚れが溜まりやすく唾液が行き渡りにくいのが原因です。そして、唾液は、起きている時は平均19㎖／1時間ほど分泌されていますが、睡眠時には2㎖／1時間と激減してしまうため、むし歯になりやすい状態といえるでしょう。

唾液を出すためには、睡眠時にむし歯にならないような工夫をすること、しっかり咀嚼するような献立を作り、食事をすることでたくさん唾液を出すことが大切です。

但し、むし歯になって穴が開いてしまったら、歯の再石灰化に気をつけても、手遅れですので、治療を受けてください。

歯科受診時の注意点

妊婦さんが歯科検診・ブラッシング指導を受けることを推奨しています。

●母子健康手帳を持参してください。

●次のことがあれば、必ず担当の歯科医師にお伝えください。
産婦人科医から注意を受けていること／既往症／アレルギーの有無など

●妊娠中は、貧血や急な体調の変化が起こりやすくなっている時期です。
診察の途中で気分が悪くなったり、体調に違和感を覚えたりした場合は我慢しないで、すぐに、近くのスタッフに伝えましょう。

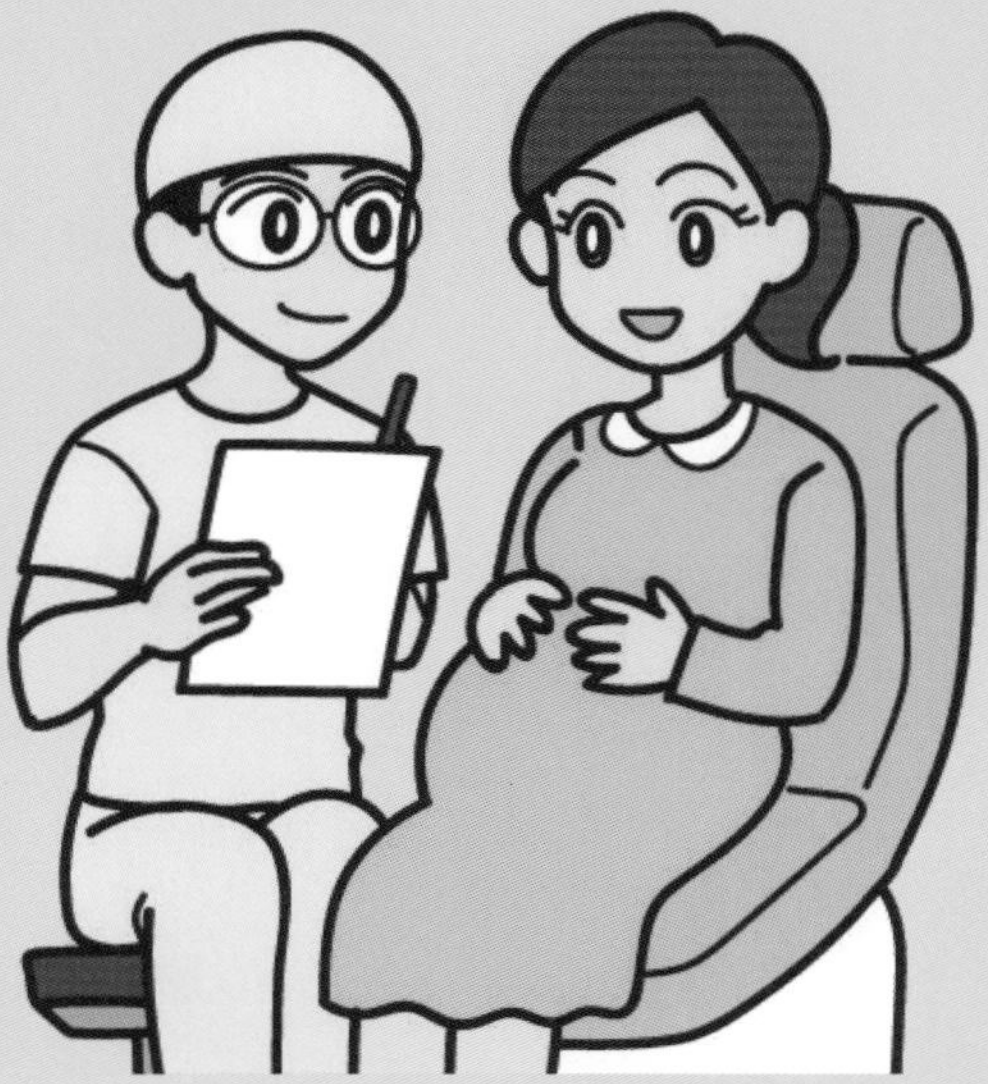

歯科指導：歯科医師　中野貴文／三瓶素子

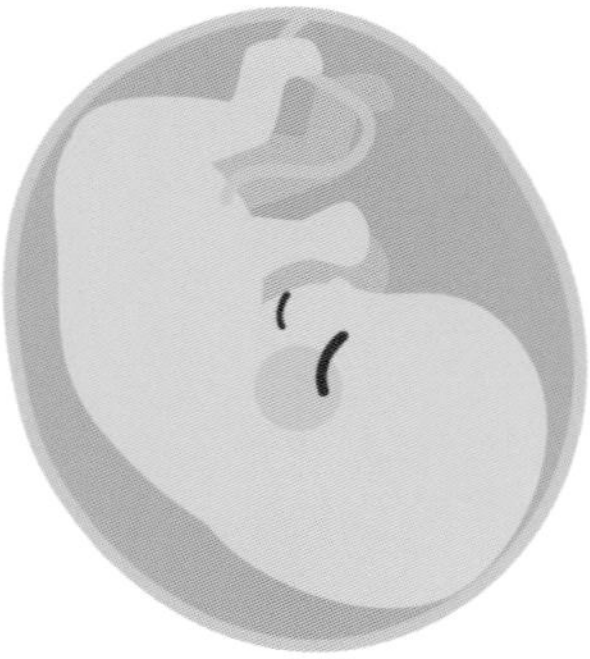

Part 4

選んで食べて健康な赤ちゃんを産むための食育

厚生労働省では、妊娠中に、何をどれだけ食べたら良いかが分かりやすく伝わるよう、「妊産婦のための食事バランスガイド」を示しています。

若い女性の、食事の偏りややせの割合が増加して、健康上の問題が指摘されています。女性の就業率の増加、家事労働の大幅な低下など、調理をしない若い女性も増えています。おいしいものを食べることが、「調理する」から「買ってくる」の時代になりました。「妊娠」を通して食生活を見直す機会にしてほしいものです。

■妊産婦のための食事バランスガイド

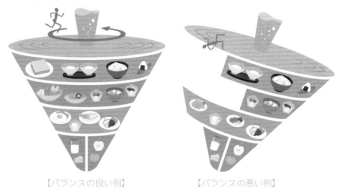

【バランスの良い例】　【バランスの悪い例】

妊娠前から健康な体づくりを

妊娠前に痩せすぎ肥満はありませんか。健康的な子どもを生み育むためには、妊娠前からバランスの良い食事と適正な体重をめざしましょう。

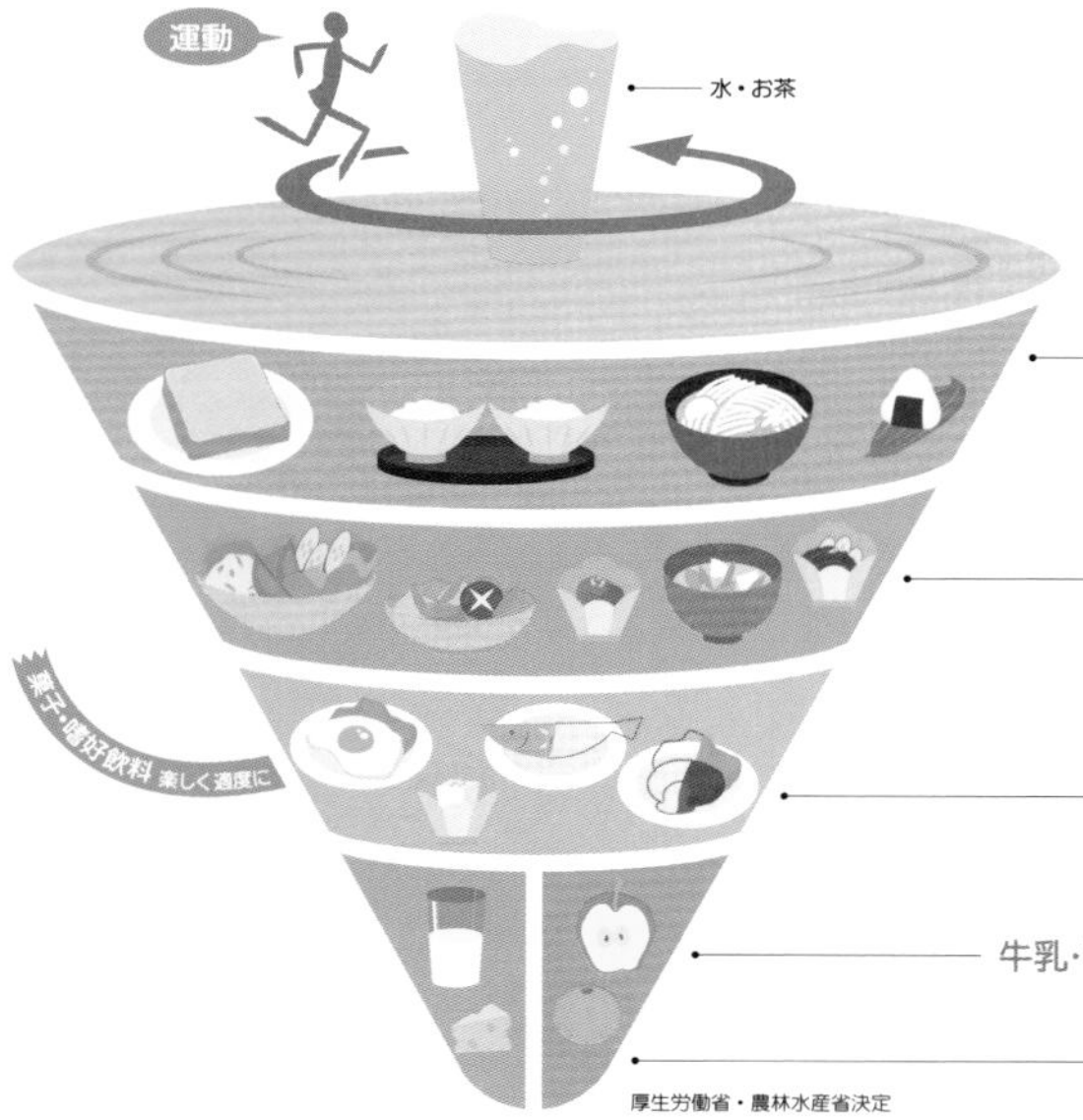

	非妊娠時	1日分付加量		
		妊娠初期	妊娠中期	妊娠末期 授乳期
主食	5〜7 つ(SV)	—	—	+1
副菜	5〜6 つ(SV)	—	+1	+1
主菜	3〜5 つ(SV)	—	+1	+1
牛乳・乳製品	2 つ(SV)	—	—	+1
果物	2 つ(SV)	—	+1	+1

このイラストの料理例を組み合わせるとおおよそ2,200kcal。非妊娠時・妊娠初期（20～49歳女性）の身体活動レベル「ふつう（Ⅱ）」以上の１日分の適量を示しています。

非妊娠時、妊娠初期の１日分を基本とし、妊娠中期、妊娠末期、授乳期の方はそれぞれ枠内の付加量を補うことが必要です。

出典：厚生労働省「妊産婦のための食事バランスガイド」より作成

料　理　例

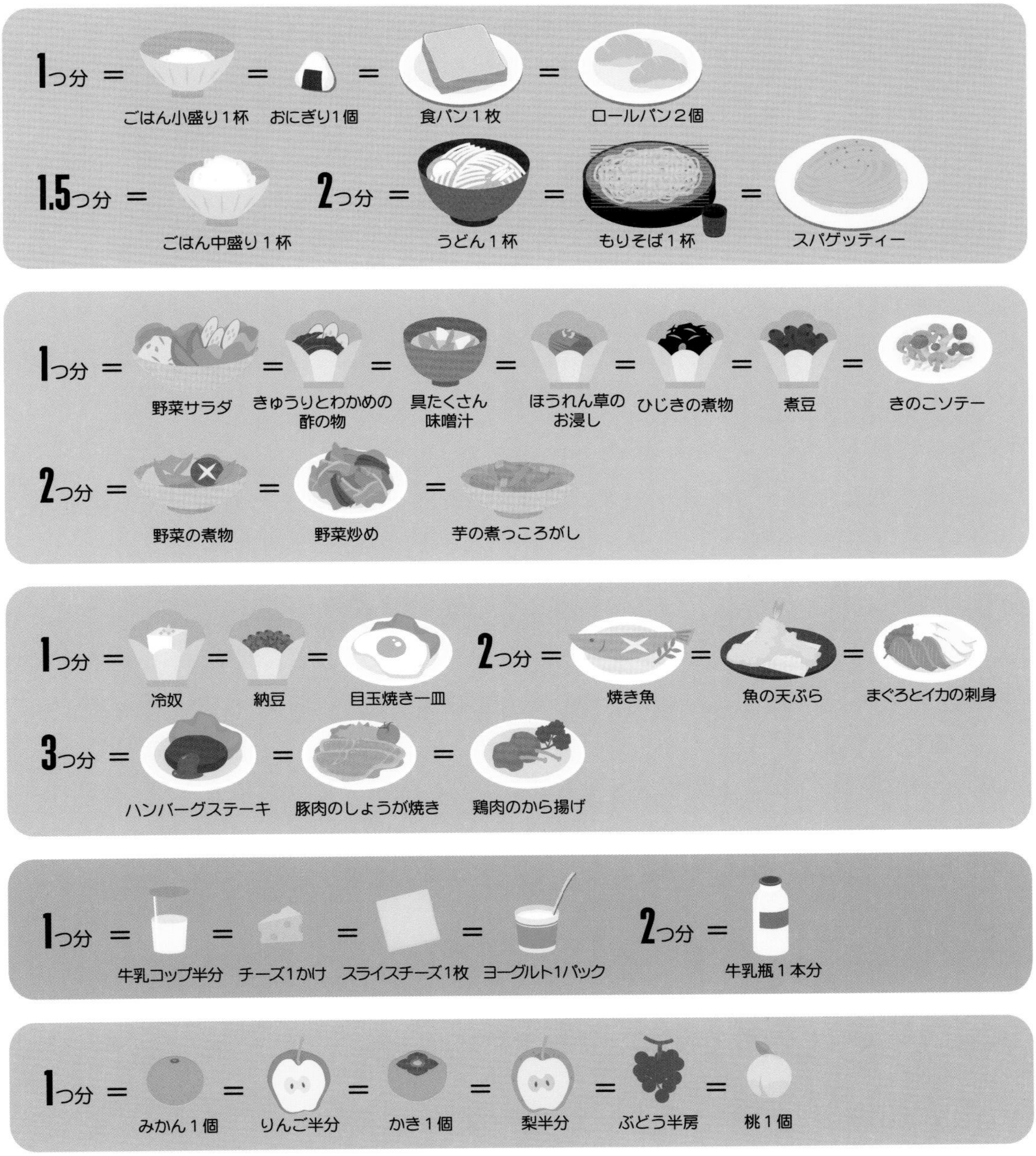

※SVとはサービング（食事の提供量の単位）の略

！　食塩・油脂については料理の中に使用されているものであり、「コマ」のイラストとして表現されていませんが、実際の食事選択の場面で表示される際には食塩相当量や脂質も合わせて情報提供されることが望まれます。

出典：厚生労働省「妊産婦のための食事バランスガイド」より作成

体重コントロールのための食生活のポイント

- 毎日の食事は１日３回、決まった時間に規則正しく食べましょう
- 素材のうまみを生かして、調味料を工夫しましょう
- よくかんで、ゆっくりと味わいながら食べましょう
- エネルギー量、塩分、脂肪分がオーバーしがちな加工食品、市販品は控えめにしましょう
- ビタミン・ミネラルが豊富で低カロリーな野菜を多めにとりましょう
- 間食はカロリー低めの食品を選びましょう

減塩の食事ポイント

成人女性の場合、1日の塩分摂取量の目安は6.5g未満と、意外と少なめです。握り寿司10貫とみそ汁を食べると、ほぼ１日の塩分量はオーバーします。調味料の塩分含有量の目安を知っておくといいでしょう。

- あらかじめ醤油をダシで割っておく
- 間おかずに調味料をかけるより、小皿に調味料を入れ、つけて食べることで少なくなります
- わさび、からし、ネギ、しょうが、青じそなどの薬味、酢やレモン、ゆずなどを使って味付けを工夫する
- 菓子パンや食パンにも塩分が入っているので、表示を見ながら少なめのものを選ぶ
- 市販のお惣菜は、野菜や豆腐をたして、味を薄くする

調味料の目安

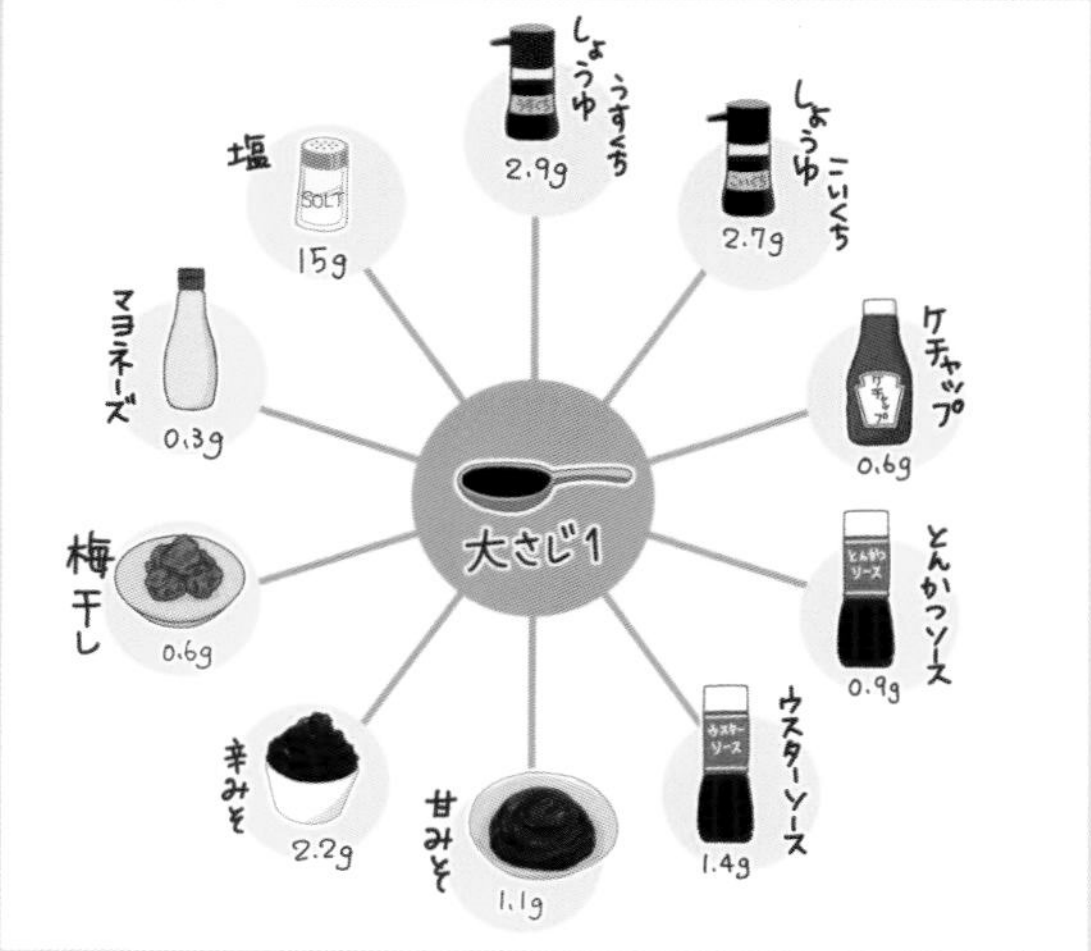

❶ 調味料の選び方

醤油やみそには、「減塩」と表記されているものがあります。調味料の選び方を知ることで少しでも減塩につなげたいものです。

ケチャップやソースは、同量のお醤油と比較すると2分の1～10分の1の塩分量です。味付けの工夫によりかなりの減塩になります。但し、カロリーの低いマヨネーズは、普通のマヨネーズに比べて塩分が高いので、注意しましょう。

また、市販されているだしの素も、天然素材(いりこ、鰹節、昆布など)からとるだしと違って塩分を多く含みます。

わさび、ショウガ、からしなどの香辛料は、塩分を含まないので味付けに利用することも減塩につながります。お酢やレモン、ゆずなどの柑橘類や薬味と言われる青じそ、ネギ、などを使うこともおすすめです。

❷ 食材の工夫

旬の食材を使うことは、減塩には大切なポイントです。

例えば、夏のキュウリ、トマトなどは、水分のおおい、みずみずしい野菜は、さほど味付けをしなくてもおいしく食べることができます。

また、あえ物やおひたしに、ピーナツや胡麻などのナッツ類やオイルを使うことで風味ある一品に変わります。

❸ 調理方法

肉や魚などは下味をつけず、食べる直前に塩・コショウをするとよいです。下味をつけたいときは、ニンニクやしょうがを使うことで減塩につながります。

❹ 外食

最近では、メニューにカロリーと食塩相当量が表記されています。外食でおいしそうに見えるメニューを選ぶことも大切ですが、塩分とメニューを見比べることも大切です。

家庭で作る内食(食材を買って、家庭で一から作る食事)に比べて、外食は、脂質含有量、砂糖、塩分多く味つけが濃くなっています。お惣菜など調理済み食品も同じように味付けが濃くなっています。家庭で調理することが何よりの減塩でしょう。

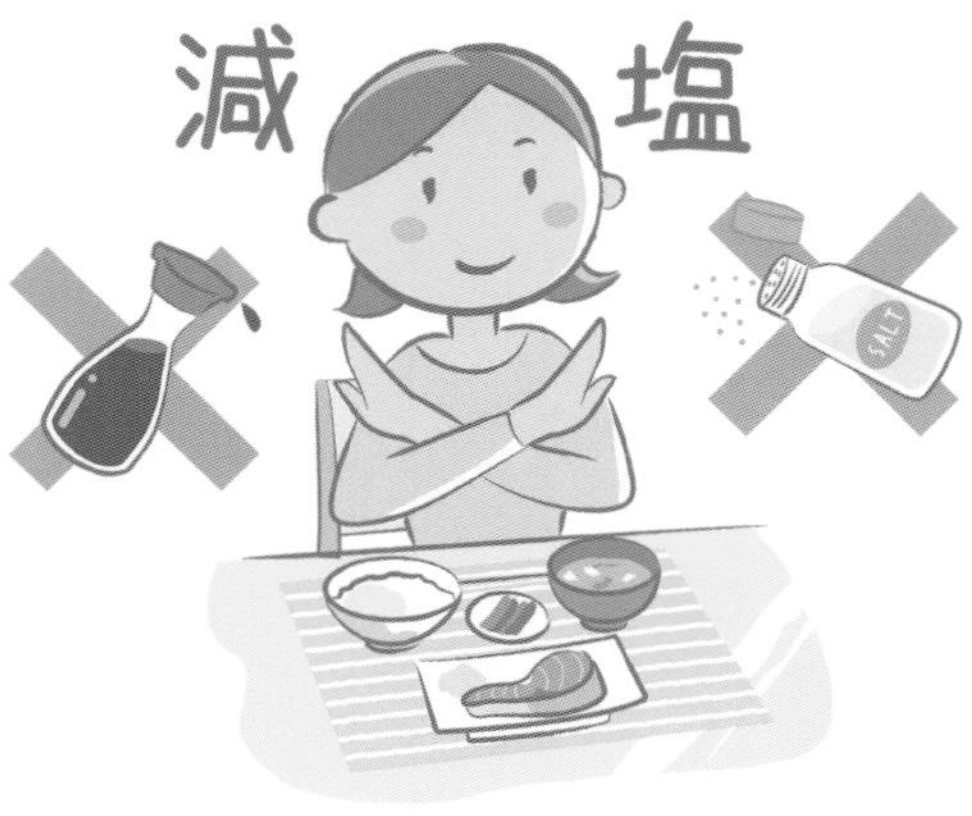

間食の工夫

間食のポイントは、時間・量・内容の３つです。
●食べる時間はしっかり決めて、ダラダラ食べないように。
　また夕食後もなるべく控えましょう
●量については、食べ過ぎないような工夫を。
　小分けに包装がしてあるものを選んだり、お皿にとって食べるようにしたり…、
　最初に食べる量を決めておくと良いと思います
●内容は、スナック菓子やチョコレートなど脂肪分の多いものは気をつけましょう。
　比較的カロリーの低いゼリーやヨーグルト、果物などがオススメです。
　ただカロリーが低いからといって食べ過ぎてしまうとヨーグルトや果物も
　十分体重増加の原因となりますので注意をしましょう

■妊婦さんには避けたいおやつ

	食品名	量（g）	カロリー	ご飯相当量
カロリーが高いおやつ	ショートケーキ 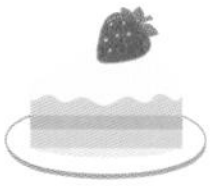	80g	271Kcal	ご飯１．７杯分 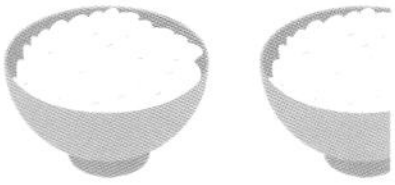
	シュークリーム 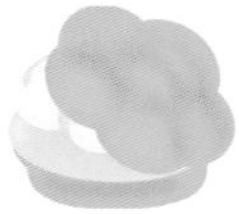	70g	172Kcal	ご飯１杯分 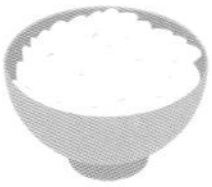
	ポテトチップス 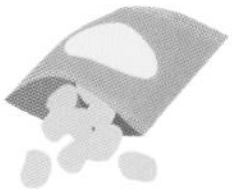	100g	555Kcal	ご飯３．５杯分 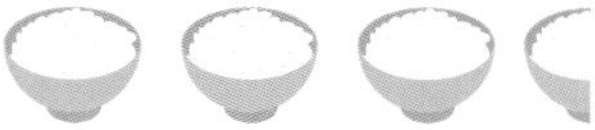
	どら焼き 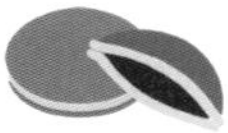	90g	256Kcal	ご飯１．６杯分 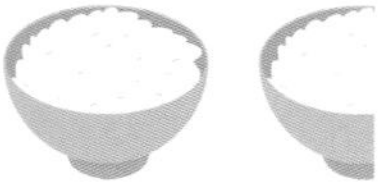
	アイスクリーム 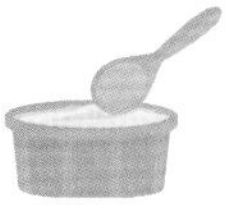	90g	150Kcal	ご飯１杯分 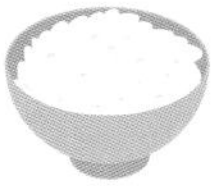

■妊婦さんにおすすめおやつ

	食品名	量（g）	カロリー	ご飯相当量
カロリーが低いおやつ	ヨーグルト 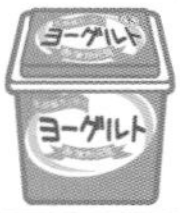	80g	65Kcal	ご飯 0.35 杯分 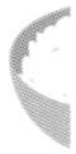
	寒天やゼリー 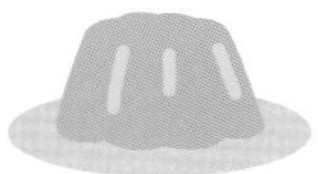	70g	80Kcal	ご飯 0.5 杯分 
	ノンフライの野菜チップス 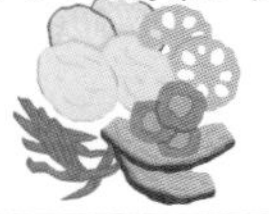	100g	180Kcal	ご飯 1 杯分 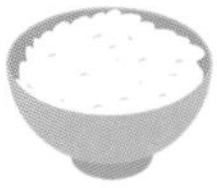
	バナナ 1 本 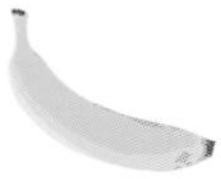	90g	90Kcal	ご飯 0.5 杯分 

今は、安価で、様々な種類のスナック菓子などのおやつが市販されていますが、安価なものほどカロリーが高い傾向にあります。なるべく、タンパク質（卵、大豆、小豆など）食物繊維、ミネラルなど栄養素のバランスがいいもの、自然な食材を使ったものを選ぶようにしましょう。

■おすすめな低カロリーかつ栄養もとれる間食

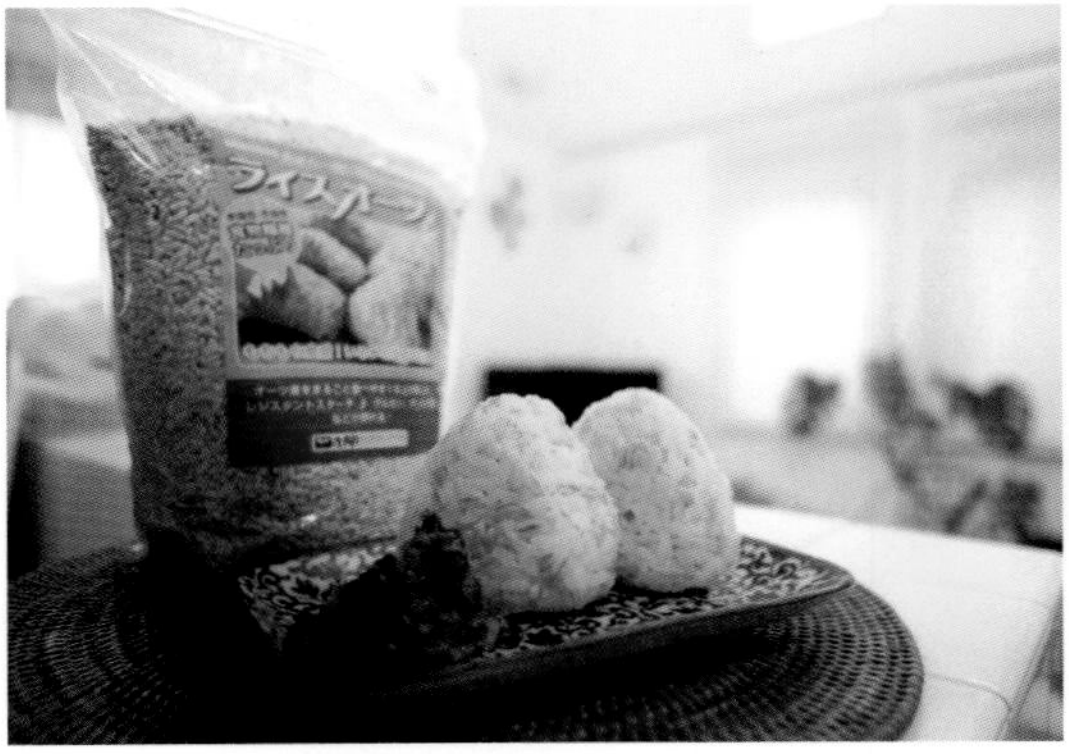

写真：スタースーパーフーズblogより

ライスオーツ入りおにぎり

消化に優しく、もちもちして美味しいオーツ麦です。 タンパク質・ビタミン・ミネラル・食物繊維の豊富なホールフードです。

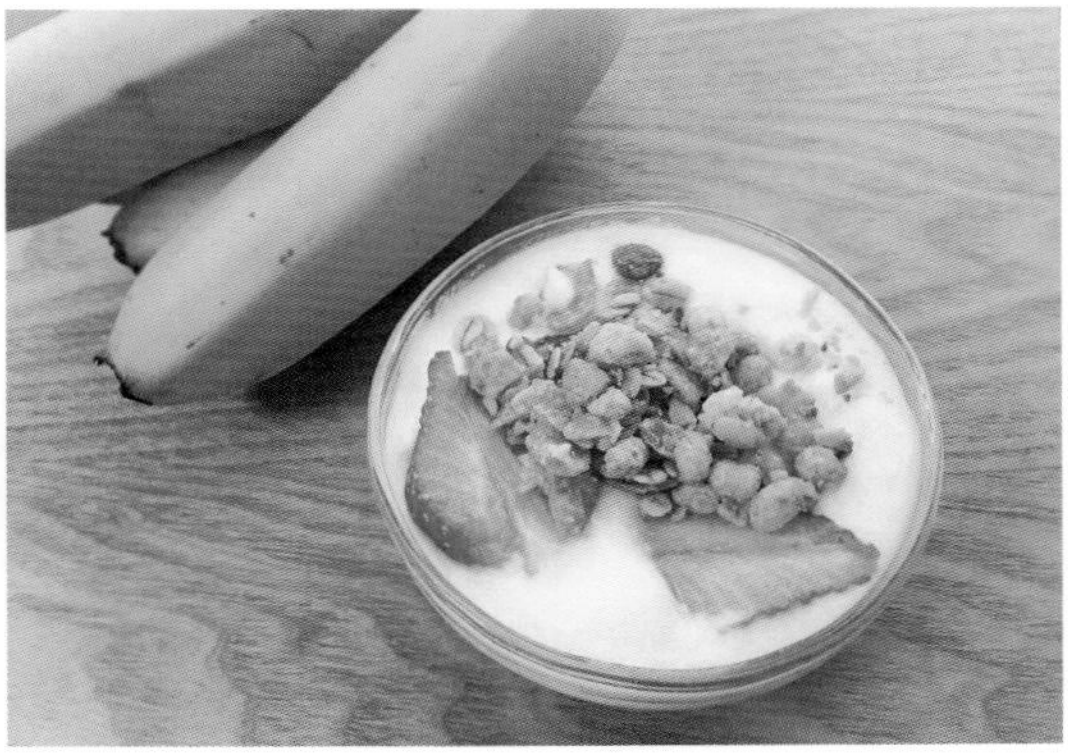

ヨーグルト（無糖）

トッピングすることで、嗜好や咀嚼数、栄養価を上げることもできます。ナッツ類、ドライフルーツ、グラノーラなどの乾燥食品は、簡単にトッピングできます。

1 赤ちゃんの発育に必要な栄養と注意が必要な栄養

必要な栄養

栄養にはタンパク質、炭水化物、脂質、ミネラル、ビタミンの5大栄養素が必要です。その中でも、妊娠時に必要な栄養素は、タンパク質、ビタミンA、B、E、そして、鉄、亜鉛、カルシウムなどのミネラルです。特に、タンパク質は、英語で「プロテイン」と言いますが、この英語を日本語に訳すと「1番大切な物」という意味です。

●タンパク質

新しい生命を生み出すための材料である「タンパク質」は、不可欠な栄養素です。胎児は、0・1㎜の受精卵が、10か月で3000g弱の赤ちゃんに成長します。この赤ちゃんの体の成長の源は、すべてがタンパク質なのです。1日のタンパク質の摂取目安は下記の通りです。

産後、母乳をあげているママは、母乳にタンパク質がつかわれるため、その分の11gを多めに食べなければなりません。妊娠中には、当然、妊娠前より赤ちゃん分体重が重くなっていますので、体重量を増やして計算しましょう。

卵1個ほぼ60gです。この60gの卵には、6~7g程度のタンパク質が入っています。授乳中には、1日2個の卵を食べることで母乳として分泌されるタンパク質を補えるというわけです。

■1日のタンパク質摂取目安量

自分の体重から必要なタンパク質を計算してみましょう。

標準体重＝身長(m)×身長(m)×22

妊娠前：1～1.5（g）×標準体重(kg)
妊娠中：1.5～2（g）×標準体重(kg)
授乳中：50～70（g）+11（g）

妊娠前	タンパク質1～1.5g（体重1kgあたり）
妊娠中	タンパク質1.5～2g（体重1kgあたり）
出産後授乳期	タンパク質1～1.5 g（体重1kgあたり）＋11g（母乳分）

■簡単なタンパク質摂取目安

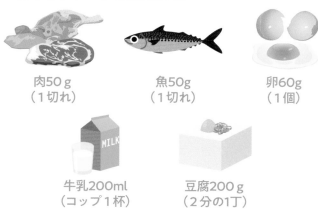

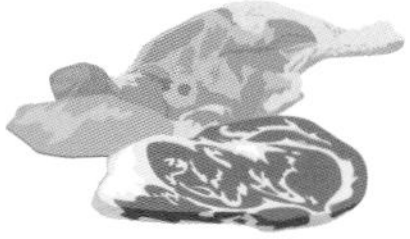

肉50 g（1切れ）

魚50g（1切れ）

卵60g（1個）

牛乳200ml（コップ1杯）

豆腐200 g（2分の1丁）

最低でも、1日にこれだけは食べる方がいいでしょう。

●葉酸

妊娠前や妊娠初期に葉酸を摂取することにより、胎児の神経管閉鎖障害の発症リスクを低下させることが報告されています。また、新しい細胞ができるのを助け、体の発育を促す作用があります。妊娠1か月以上前から妊娠3か月までの間に、食品や栄養補助食品から1日0・4mg（400μg）の摂取をすることが望まれます。

葉酸の語源は、ホウレン草です。この葉っぱから発見されたからです。ホウレン草のほか、ブロッコリーや小松菜、アスパラガスなど緑色の野菜に豊富に含まれています。また海苔、レバー、枝豆、緑茶などにも含まれています。白い野菜（大根や白菜）や赤い野菜（トマト）にはほとんど含まれていません。

1日0・4mgの葉酸を、ホウレン草だけで摂取しようとすると、毎日2把食べる必要があります。

ふだんの食事から必要量を摂るのは、なかなか難しいので、厚生労働省も日本産科婦人科学会も、たくさんあるビタミンのうち、葉酸だけは「サプリメントでとりましょう」と推奨しています。

葉酸サプリメントを利用する場合は、産婦人科医や薬剤師などのアドバイスを受けて、品質の確かな製品を、用量を守って摂取しましょう。葉酸サプリメントによる副作用はほとんどないので、妊娠初期だけでなく、その後も続けていいとされています。葉酸は食品からの摂り過ぎは問題ありませんが、サプリメントでの摂り過ぎはNG！　1日量を超えないように注意しましょう。

■葉酸が多く含まれる食品

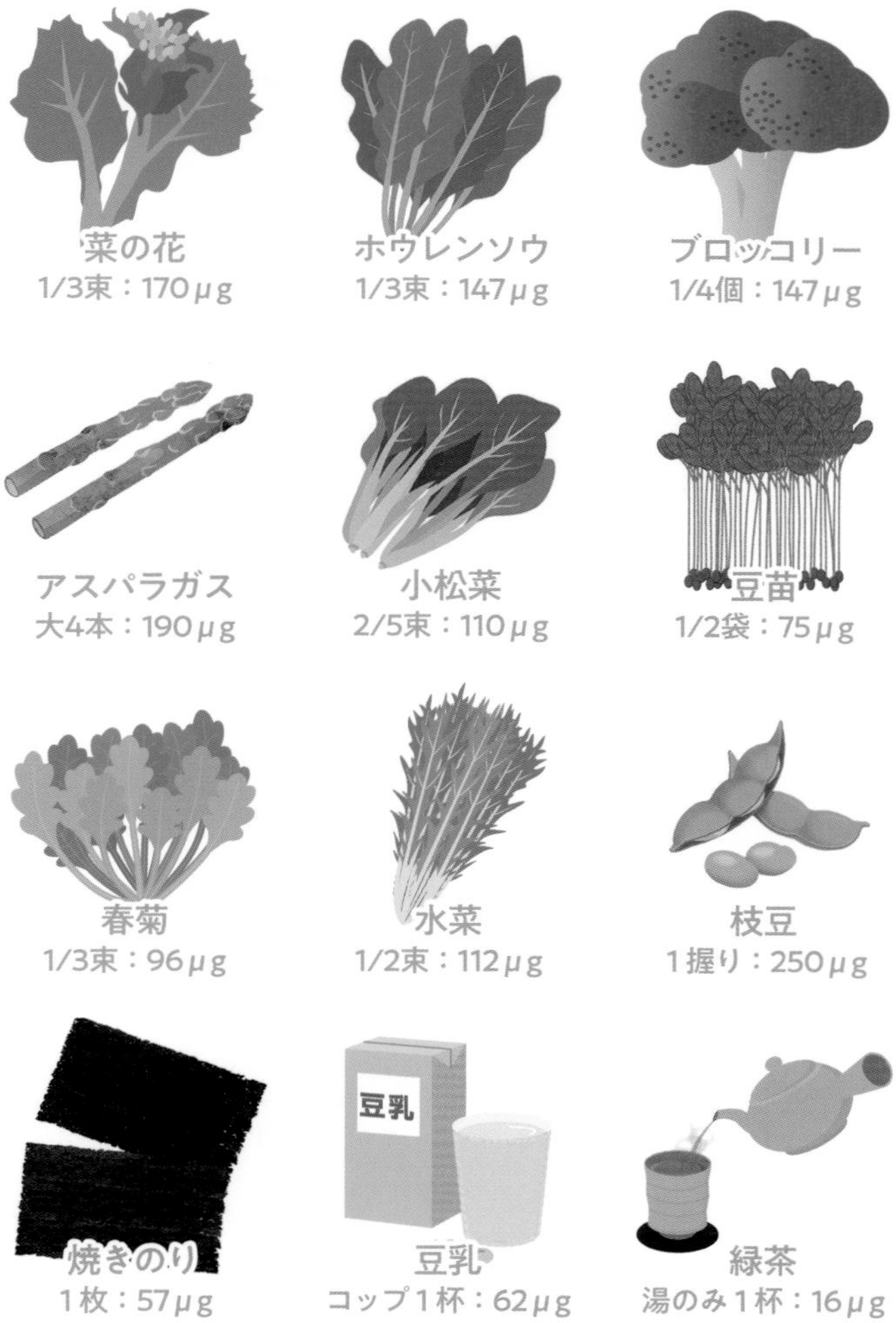
菜の花
1/3束：170μg
ホウレンソウ
1/3束：147μg
ブロッコリー
1/4個：147μg
アスパラガス
大4本：190μg
小松菜
2/5束：110μg
豆苗
1/2袋：75μg
春菊
1/3束：96μg
水菜
1/2束：112μg
枝豆
1握り：250μg
焼きのり
1枚：57μg
豆乳
コップ1杯：62μg
緑茶
湯のみ1杯：16μg

●鉄

「鉄」は、子宮内の粘膜を作ります。赤血球を作り、体内に酸素を運ぶ役目も果たします。妊婦さんは、自分の分と赤ちゃんの分の鉄量が必要になります。

妊娠中に、髪が薄くなる、しわができやすくなった、湿疹が治りにくい、など女性の美容ともかかわりがあります。

例えば、美容成分として有名な「コラーゲン」があります。

体の中で「鉄」があるとコラーゲンが再合成されます。「鉄」が少ないと、コラーゲンが合成されません。「鉄」が少ないと、シミが増えます。おなかの赤ちゃんは、ママから「鉄」を優先的にもらうので、渡すだけのママは、「鉄」が不足する一方です。

妊娠中に必要な「鉄」は、妊娠前から十分に鉄をとっておく(鉄貯金)ことを心がけましょう。

効率よく鉄分を取るためには

●鉄分の多い食材をとる。
●鉄分がより体に吸収されるように、鉄分と一緒に動物性たんぱく質やビタミンCを摂りましょう。

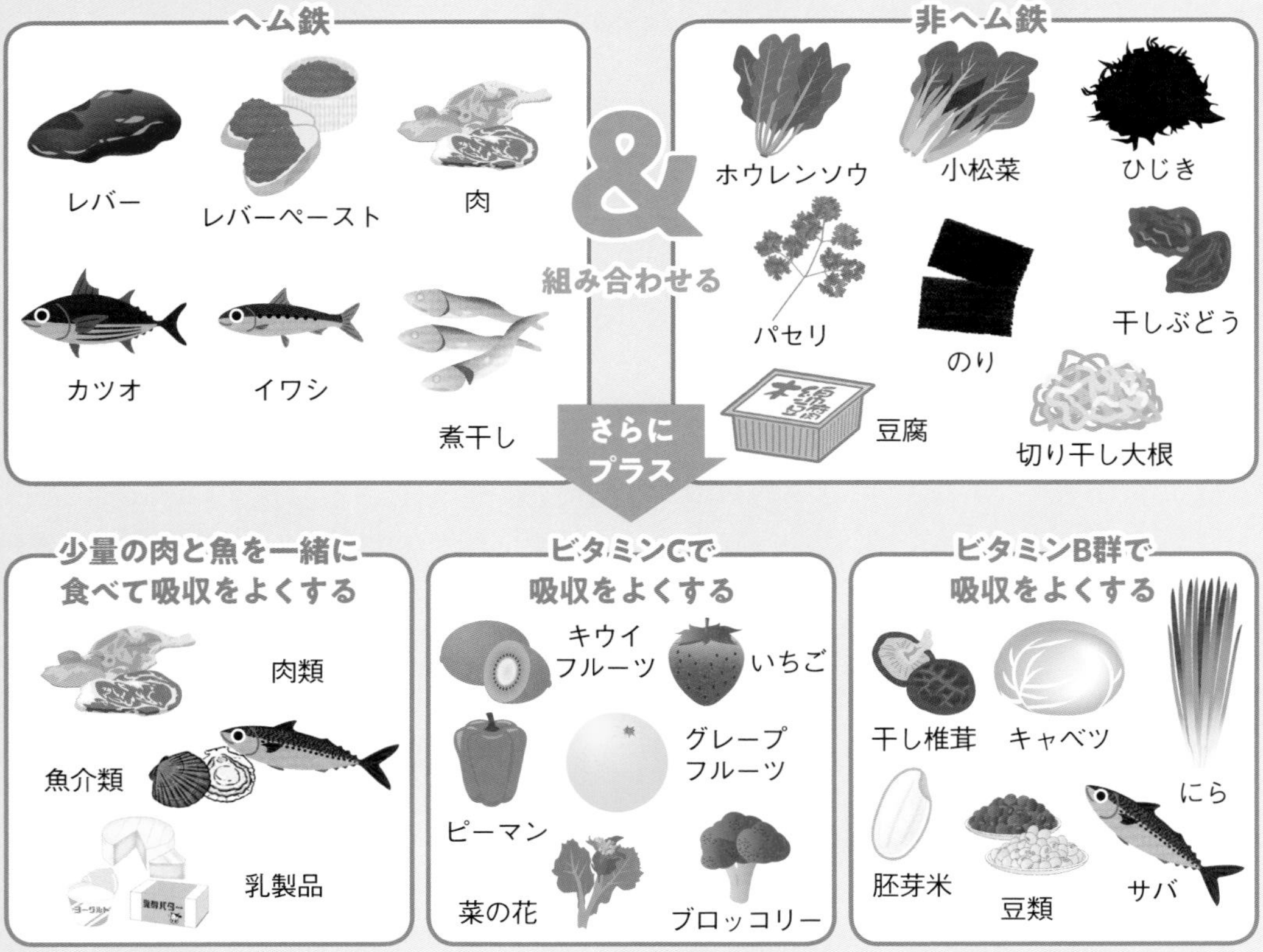

● カルシウム

歯の性質(強さ)は、妊娠中の母体の栄養状態に影響されます。妊娠4~5か月頃に、胎児の歯の再石灰化が起こり、強い歯が形成されるのです。ママは、健康な丈夫な歯を子どもに授けるために妊娠4か月以降、しっかり栄養を摂ることが必要です。ママの栄養状態が悪いと歯の弱い子になります。

最近の食事は、お惣菜や加工食品など「リン」を過剰に含んでいるものが多く、カルシウム吸収を妨げます。また、ビタミンAは、エナメル質の土台になりますが、取り過ぎは、催奇形を呼びますので、摂取量が問題です。

健康な歯を作るには、十分なカルシウムを摂ることが必要です。ママの骨や歯の健康、そしておなかの中の赤ちゃんの骨や歯の健康、両方にカルシウムは必要です。

食材名	1食あたり	カルシウム含有量
牛乳	200ml	226mg
チーズ	20g	166mg
ヨーグルト	100g	120mg
わかめ	10g	78mg
ほうれん草	60g	60mg

※参考：日本人の食事摂取基準(2020)

■1日のカルシウム摂取量

- 妊娠していない人　660mg
- 妊娠中　900mg
- 授乳中　1000mg

■カルシウムを多く含む食品

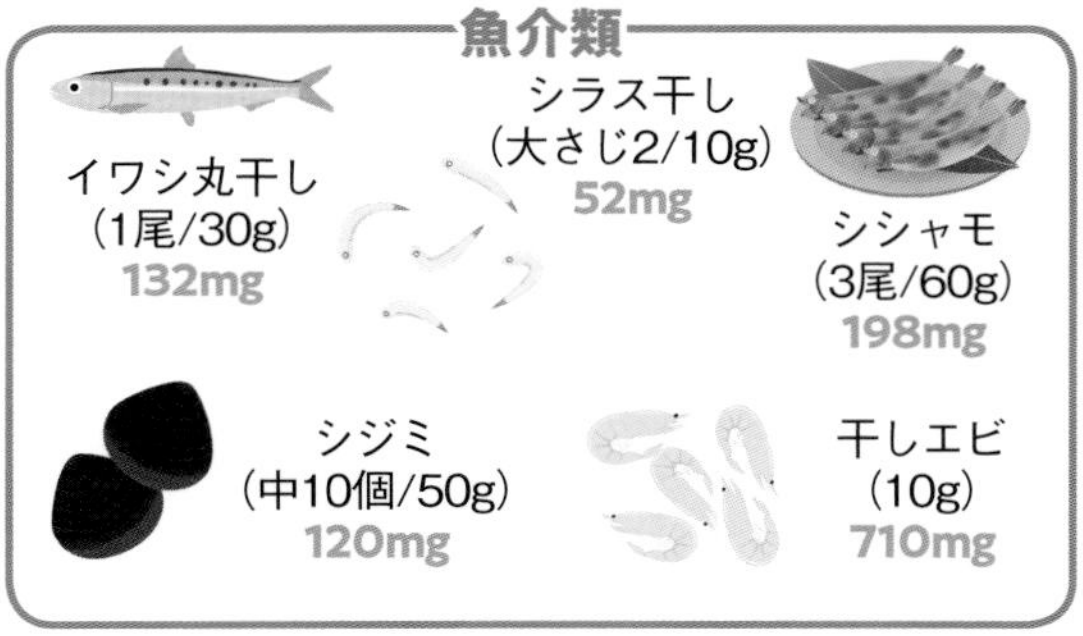

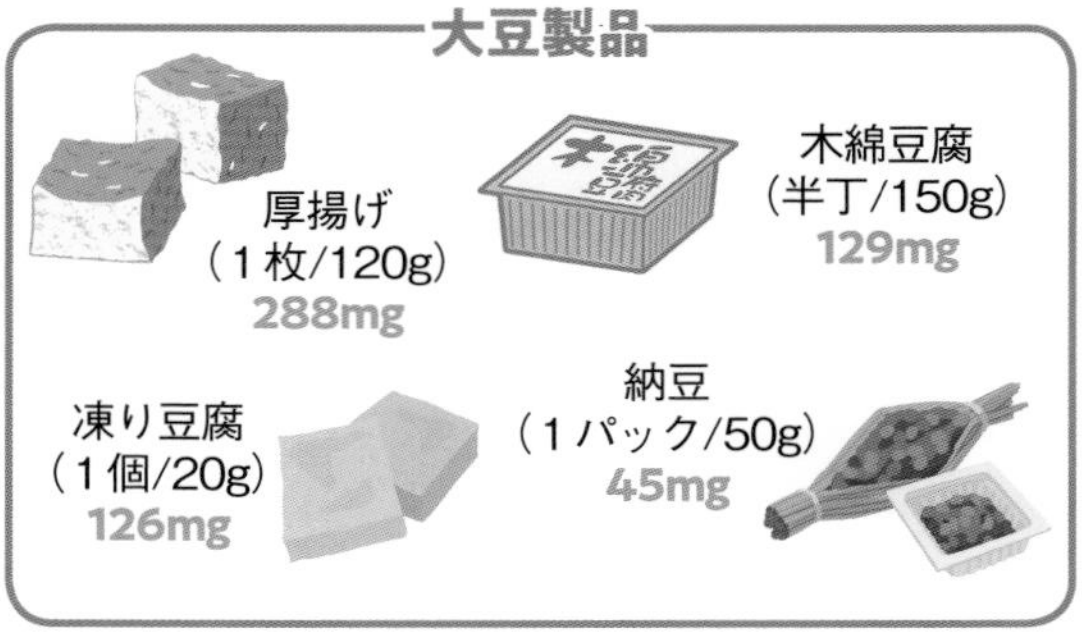

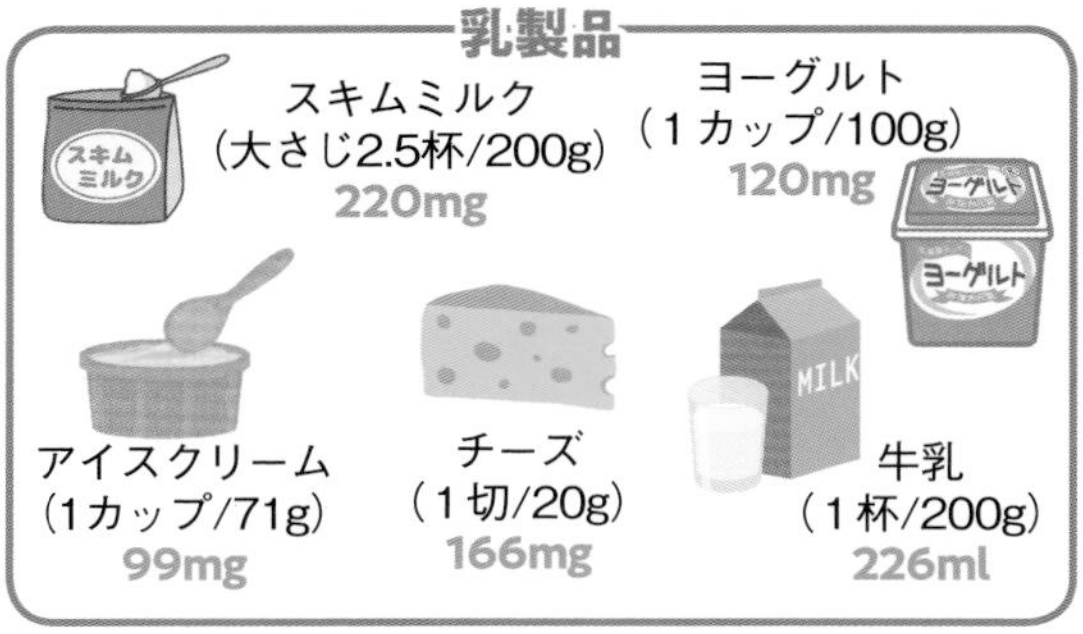

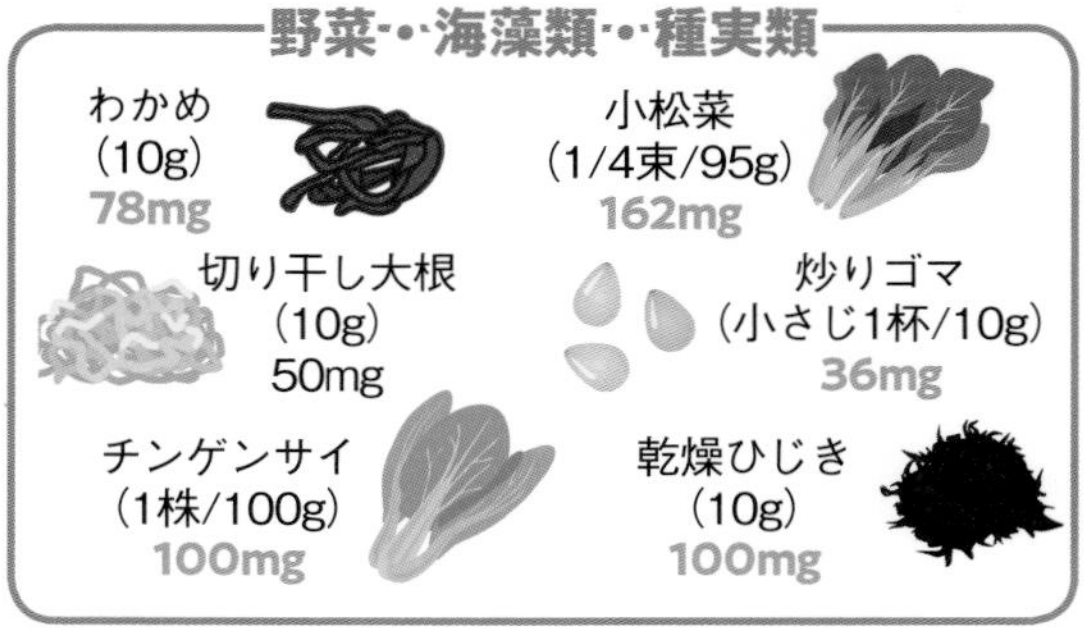

●食物繊維

妊娠中は、ホルモンの影響や大きくなった子宮で、腸が圧迫されて便秘になる人が多いです。「食物繊維」とは、人の消化酵素で左右されない、そのままの形で便として体外に排出されるものです。海藻やキノコ類にも入っています。

便秘予防には、水分を多めにとるのも効果があります。

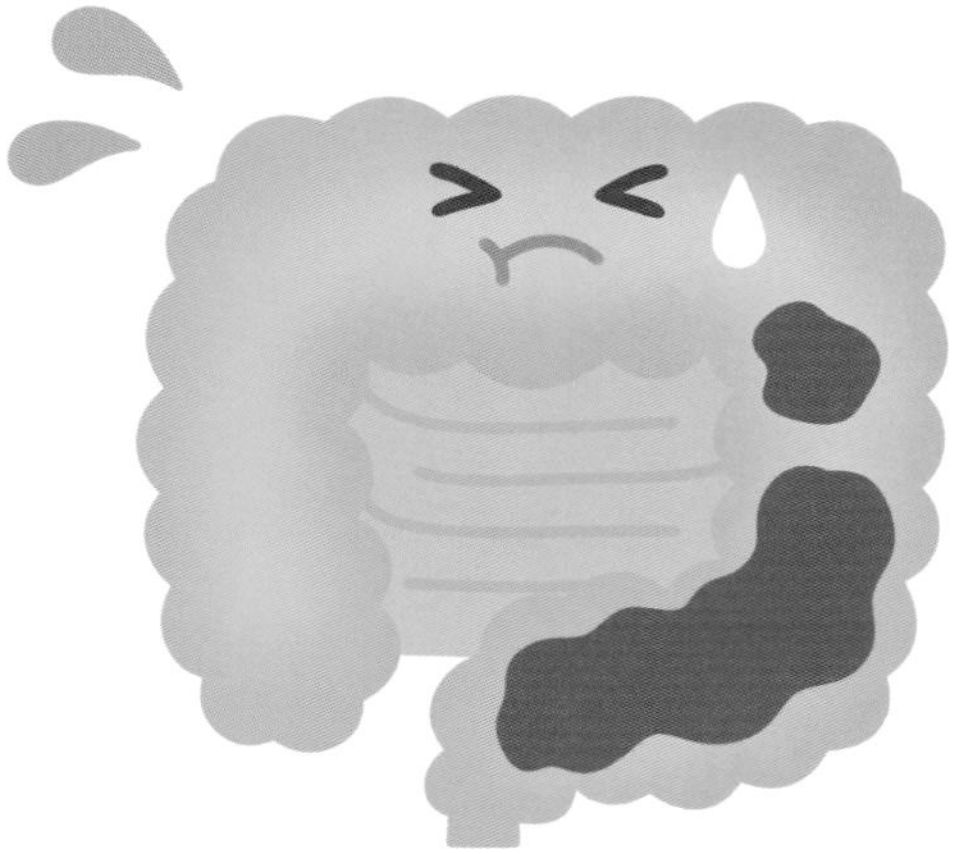

■食物繊維を多く含む食品

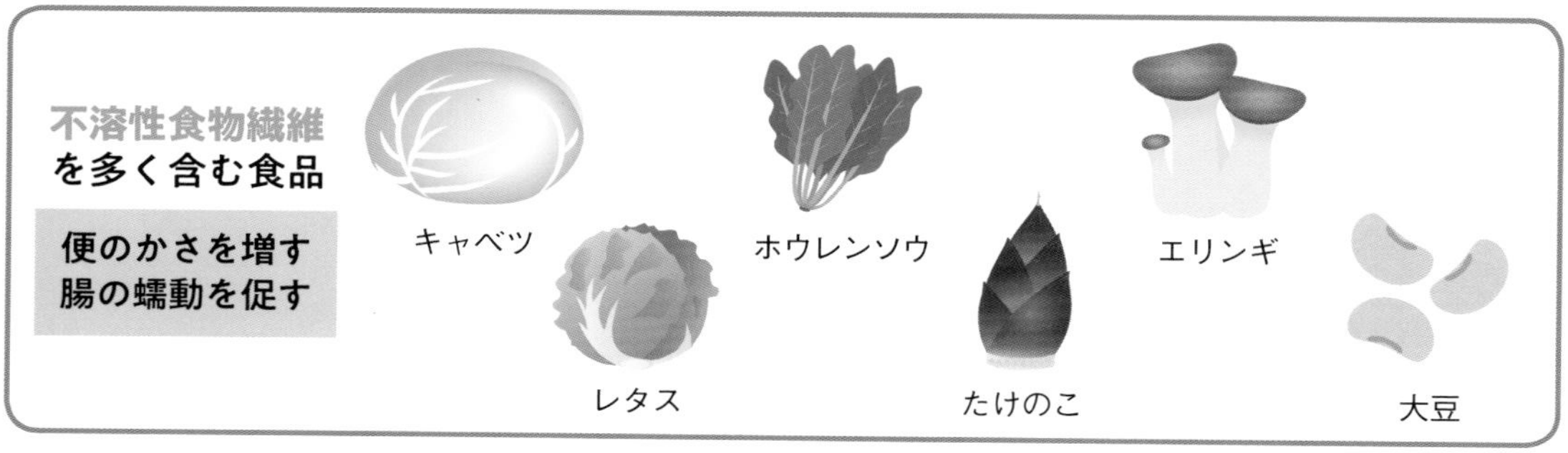

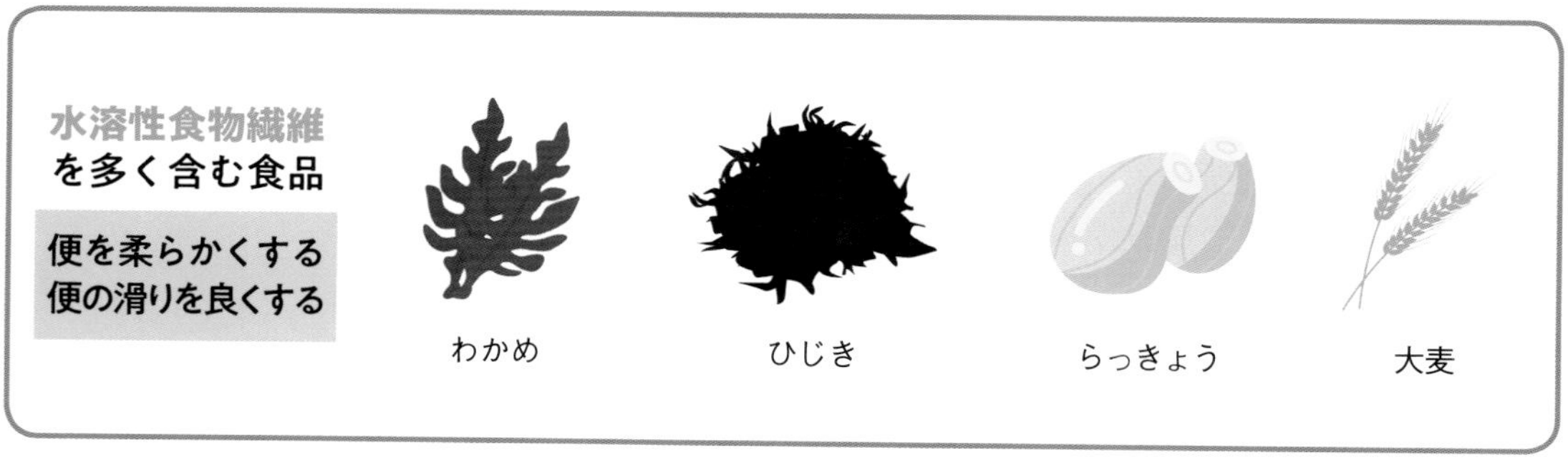

水溶性食物繊維
を多く含む食品
便を柔らかくする
便の滑りを良くする
わかめ
ひじき
らっきょう
大麦

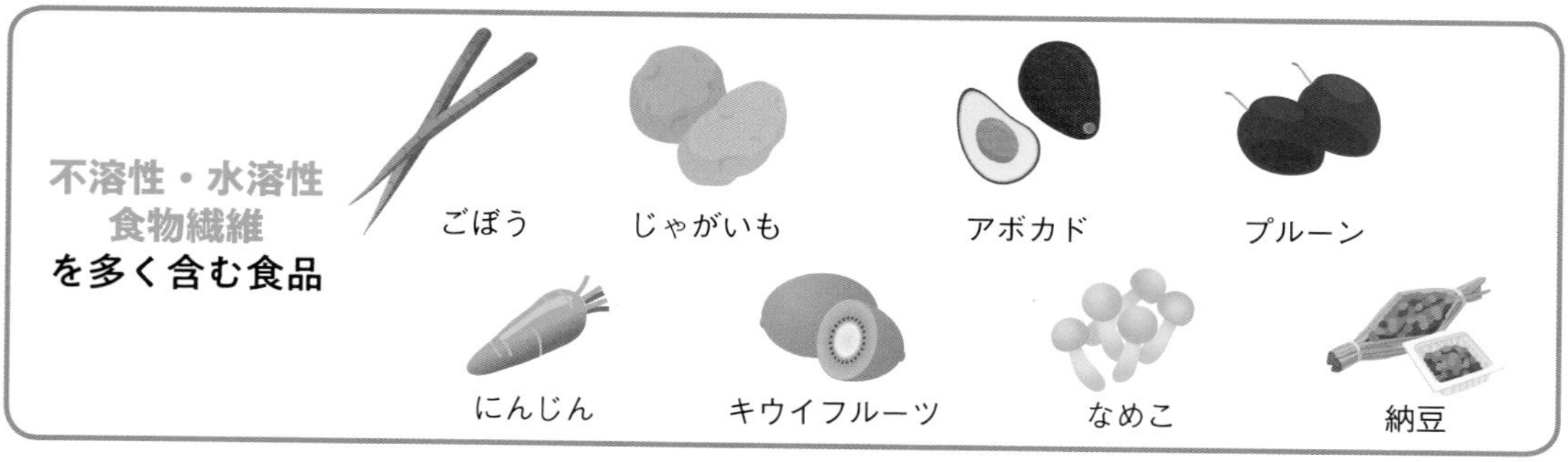

注意が必要な栄養

●糖質の管理

これまで、糖尿病の治療は体重制限を重視し、総カロリーばかりが制限対象になっていました。

私たち歯科大学として問題視しているのは「糖質」の管理です。糖質は、お米、パン、麺類など、手軽に主食として食べられているものに含まれています。

近年、生活習慣病の糖尿病が、注目されるようになりました。妊娠性糖尿病も同様です。

カロリーの管理は比較的簡単にできますが、糖質は制限することが難しい栄養素の一つです。

私たちは、食べ物を食べると、「血糖値」と言われる血液中のブドウ糖濃度が上がります。血糖値が高くなると、すい臓からインスリンが出て、血糖値を下げてくれます。血糖値は、緩やかに上がり、緩やかに下がることが望ましいです。

糖質は、食品に、GI(グリセミック・インデックス)値という数字で表され、GI値が低い食品を選ぶ方が、血糖値が上がりにくいことがわかっています。

血糖値の上下変動は、赤ちゃんの成長に影響を与えます。

血糖値が高いと言われた人は、上の表を参考に食品を選びましょう。

■穀物・パン・麺類のGI値

穀物・パン・めん類	GI値
食パン	95
フランスパン	95
もち	85
うどん	85
精白米	84
ロールパン	83
そうめん	80
コーンフレーク	75
胚芽精米	70
クロワッサン	70
パスタ	65
中華めん	65
おかゆ(精白米)	57
玄米	56
そば	54
全粒粉パン	50
パスタ(全粒粉)	50

GI値は、100に近いほど血糖値が急上昇します。なるべくGI値が60以下の食品を選ぶことが血糖値を上げないコツです。GI値が高いものを取りすぎると、糖尿病の引き金になるので気をつけましょう。

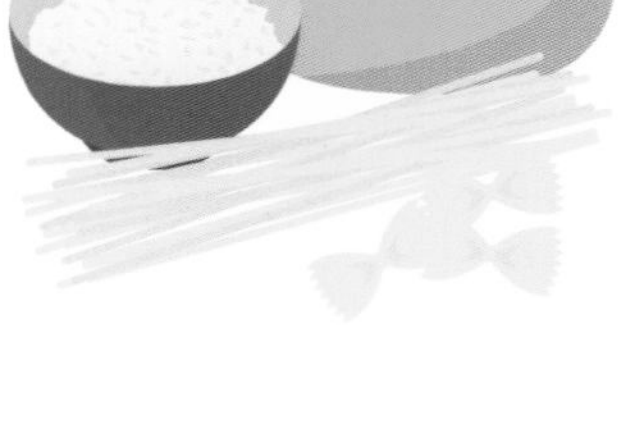

●ビタミンA

「ビタミンA」は、脂溶性のビタミンの一種です。

大きくわけて、うなぎやレバーなどの動物性食品に含まれる「レチノール」と、にんじんやほうれん草などの植物性食品に含まれる「βカロテン」の2種類があります。

一般的に、ビタミンAというとレチノールを指します。

βカロテンは体内でビタミンAに変換されるので、総称してプロビタミンAとも呼ばれます。

妊婦さんは、推奨量を超えるビタミンAの過剰摂取に気をつけるように言われますが、植物性食品に含まれるβカロテン(プロビタミンA)であれば気にする必要はありません。

妊娠中のビタミンAの摂取で問題になるのは、レチノールを多く含む食品を継続的に摂取した場合や、サプリメントや医薬品によりビタミンAを過剰に摂取した場合です。

ビタミンAの過剰摂取が赤ちゃんの催奇形という問題を引き起こすと世界的な医学的報告になっています。そして、世界中の女性に妊娠前からのビタミンAの過剰摂取を控えるように呼びかけられています。

妊婦さんのビタミンAの必要所要量は、1日当たり2000IUです。

以前は健康な赤ちゃんを産むために、「シラスを食べなさい」「レバーを食べなさい」と言われていました。ところが、最近では、シラス、レバーは、1週間に1度、それも量は制限されています。

レチノールは、肝臓に蓄積し、体外に排出されにくい特性があります。特に妊娠初期は胎児への影響が大きいため、レチノールの摂取量に注意が必要です。

レチノールは主に、レバー(鶏・豚・牛)、うなぎ、銀だら、あなごなどに多く含まれます。

牛乳は、少ないように感じられますが、100㎖中の量を表していますので、実際にコップに入れて飲む量に換算すると

■ビタミンAの含有量が高い食品

食品	100gあたりの量(μg)
鶏レバー	14,000μg
豚レバー	13,000μg
アンコウの肝	8,300μg
ウナギの肝	4,400μg
アユの甘露煮	4,400μg
ソーセージ	2,800μg
アユ	2,000μg
マーガリン	1,800μg
ウナギかば焼き	1,500μg
銀ダラ	1,100μg
バター	760μg
プロセスチーズ	240μg
シラス	240μg
牛乳	50μg

出典：日本食品標準成分表2015年より

多くなります。

妊娠3か月までの期間形成期には、ビタミンAの過剰摂取に気をつけましょう。

ビタミンAには、風邪予防をはじめとした様々な健康効果があるので、妊娠中にも不足しないように摂りたい栄養素です。

レチノールを豊富に含む動物性食品の摂取量に気をつけながら、βカロテンを含む緑黄色野菜を積極的に食べて、ビタミンAを摂取するようにしましょう。

■ビタミンAが多く含まれる食品

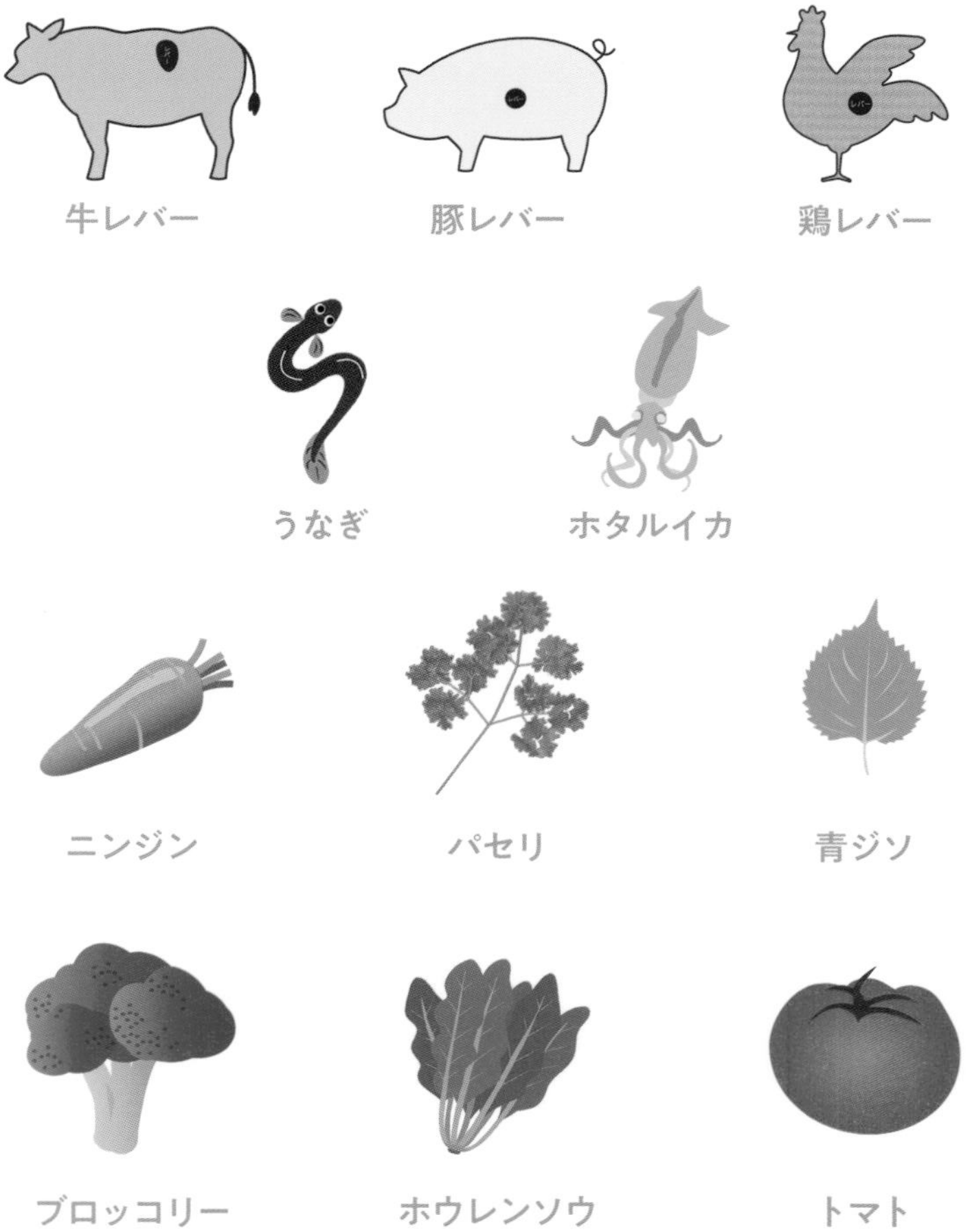
牛レバー
豚レバー
鶏レバー
うなぎ
ホタルイカ
ニンジン
パセリ
青ジソ
ブロッコリー
ホウレンソウ
トマト

●カフェイン

妊娠中にカフェインを多くとると、流産や早産、低出生体重児の割合が高くなります。

妊娠中のカフェインの代謝は時間がかかります。特に妊娠後期での代謝の速度は、妊娠していない時と比べて3倍もの時間がかかります。カフェインは胎盤を通過します。赤ちゃんはカフェインを代謝する力が弱いため、体内に貯まった状態になります。

妊娠中はできるだけカフェインの少ない飲み物を飲むようにしましょう。

母乳を飲ませているママがカフェインを多く摂取すると、母乳量が減少したり、赤ちゃんが興奮して眠れなくなることが報告されています。また、カフェインの摂取量が1日に800㎎以上になると、乳幼児突然死症候群（SIDS）を起こす割合が約5倍増加するとも言われています。

■ノンカフェインまたはカフェインの少ないの飲み物紹介

★ノンカフェイン（カフェインを含まない）

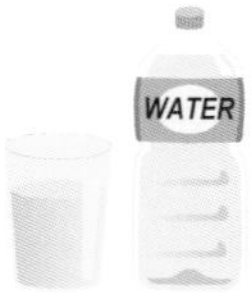

水

妊婦さんは汗をかきやすく、喉も渇きがち。1日1.5 ～ 2Lを目安に、こまめに水分補給を

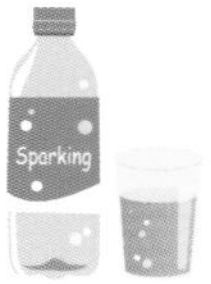

炭酸水

糖質の摂りすぎを避けるため、炭酸水は砂糖を含まないもので。

※つわりがあるときにも飲みやすい。レモンなどを入れてもさっぱりしておいしく飲めます。

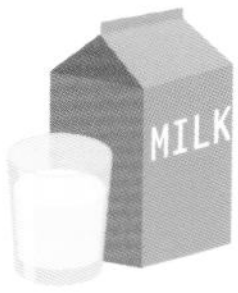

牛乳

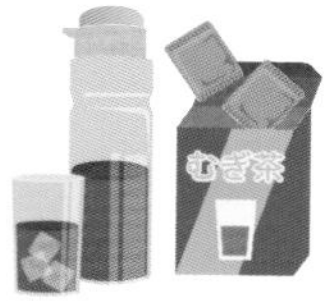

麦茶

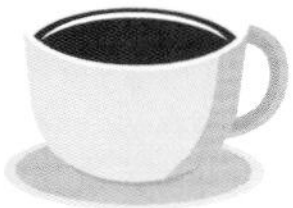

カフェインカット

（90％以上カット）のインスタントコーヒーが市販されています。

注）「カフェインレス」「デカフェ」→少なからずカフェインを含むものです

■嗜好飲料中のカフェイン含有量

嗜好飲料	100mlあたり（mg）
玉露	160mg
抹茶	32mg
煎茶	20mg
紅茶	30mg
ウーロン茶	20mg
エナジードリンク	30 ～ 300mg
ココア	50mg
コーラ	60mg
コーヒー	60mg
チョコレート	20mg ／ 50g

出典：日本食品標準成分表2015年より

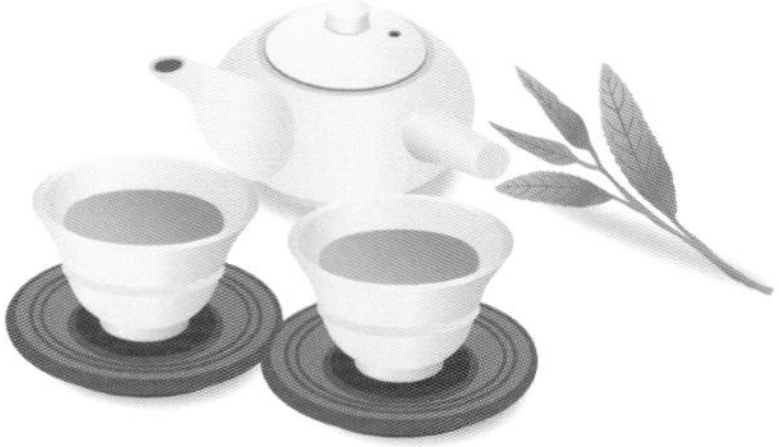

●魚介類

妊娠中は食べる魚の種類と量に注意が必要です。

魚はDHAやカルシウムなどの栄養を含み、健康的な生活に大切な栄養があります。ところが、自然界に存在する水銀をもつ魚があり、その魚をたくさん食べることでお腹の中の赤ちゃんに影響を与える可能性があることが研究で指摘されています。

・ミナミマグロ、クロマグロ、メバチ、マカジキ、キンメダイなどの水銀が含まれる魚は、週に1回程度にする。

・サケ、アジ、サバ、イワシ、サンマ、タイ、ブリ、カツオ、ツナ缶などは安心して摂取できます。

●生もの

生ものには食中毒の原因となる、リステリア菌が付着しているものがあります。妊婦さんが感染した場合は症状がない人もいれば、発熱や吐き気、下痢といっ

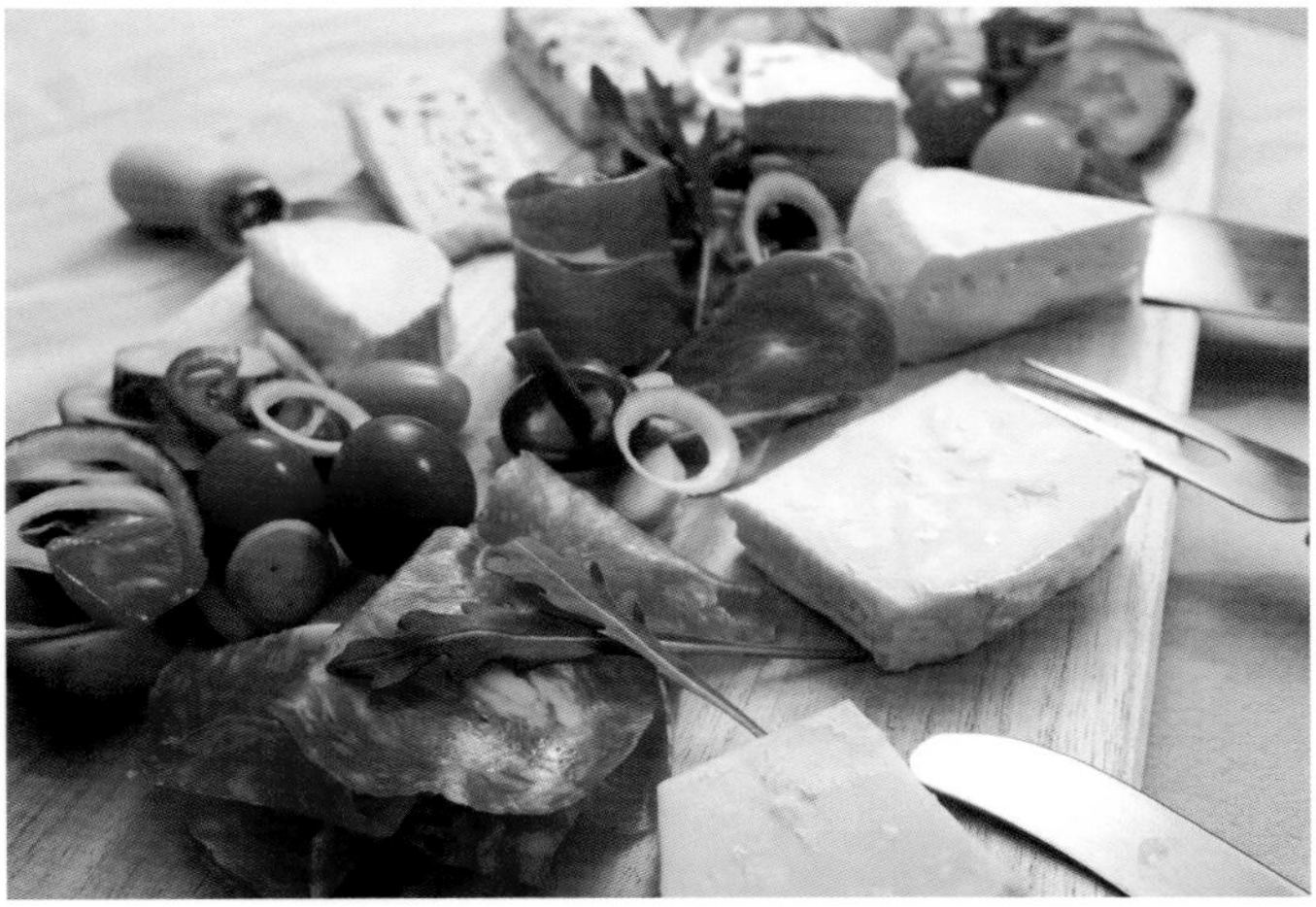

た胃腸炎症状がでる人もいます。お腹の赤ちゃんに感染した場合は、流早産や死産、脳の障がいを引き起こすことがあります。妊娠中は一般の人よりもリステリア菌に感染しやすいですので、生ものや半生の食品は控えましょう。

【例】生ハム、レアステーキ、ナチュラルチーズ、スモークサーモン、肉や魚のパテなど

妊娠を意識した時から、刺身などの生もの、半生を避けて、十分加熱したものを食べるようにしましょう。妊娠中は、安全な食べ物に変えてから食すようにしましょう。もちろん、食器や調理器具は清潔を保ち、食中毒を予防しましょう。

●香辛料

香辛料は妊娠にはほとんど影響ないとされています。多量にとるのでなければあまり制限をする必要はありません。

●食品添加物・インスタント食品・ファストフード

合成添加物や農薬はとらないに越したことはありませんが、神経質になりすぎては食べるものに困ってしまいます。添加物が入っていない食品は探すほうが難しいくらいです。無農薬といわれている野菜もその基準値が表示されていないものもあります。明らかに着色しているようなものは避け、野菜はよく洗いましょう。インスタント食品やファストフードは基本的には食べても問題ありませんが、カップラーメンなどは塩分や油分が多いので、食べ過ぎると血圧が上がりやすくなり、むくみの原因にもなるので、量に注意しましょう。

●ポストハーベスト

ポストハーベストとは、海外から輸入される農作物に塗布されている化学物質のことです。

海外から輸入した農作物は、輸送中に、成長したり、熟成が進んだり、腐ることがないように「殺菌剤」「保存剤」「発芽防止剤」などを塗布します。これら塗布される液体を「ポストハーベスト」と呼びます。

実は、海外から輸入された農作物は、農薬よりもっと心配しなければならない問題があります。

例えば、グレープフルーツ、オレンジやジャガイモ、大豆などは、収穫後に、「防カビ剤」を塗布します。

私たちは、ポストハーベストなど、農

薬以外の化学物質を年間4kg取っていると報告されています。知らず、知らずのうちに、毎日12g摂取しているのです。

この化学物質は、せっかく摂取した栄養素を阻害するというマイナスもあります。

ポストハーベストは、胎児の栄養に問題を投げかけます。同じ食品でも国産を選ぶようにしましょう。

それでも外国産のものを食べたい時は、しっかり流水で洗ってから食べましょう。

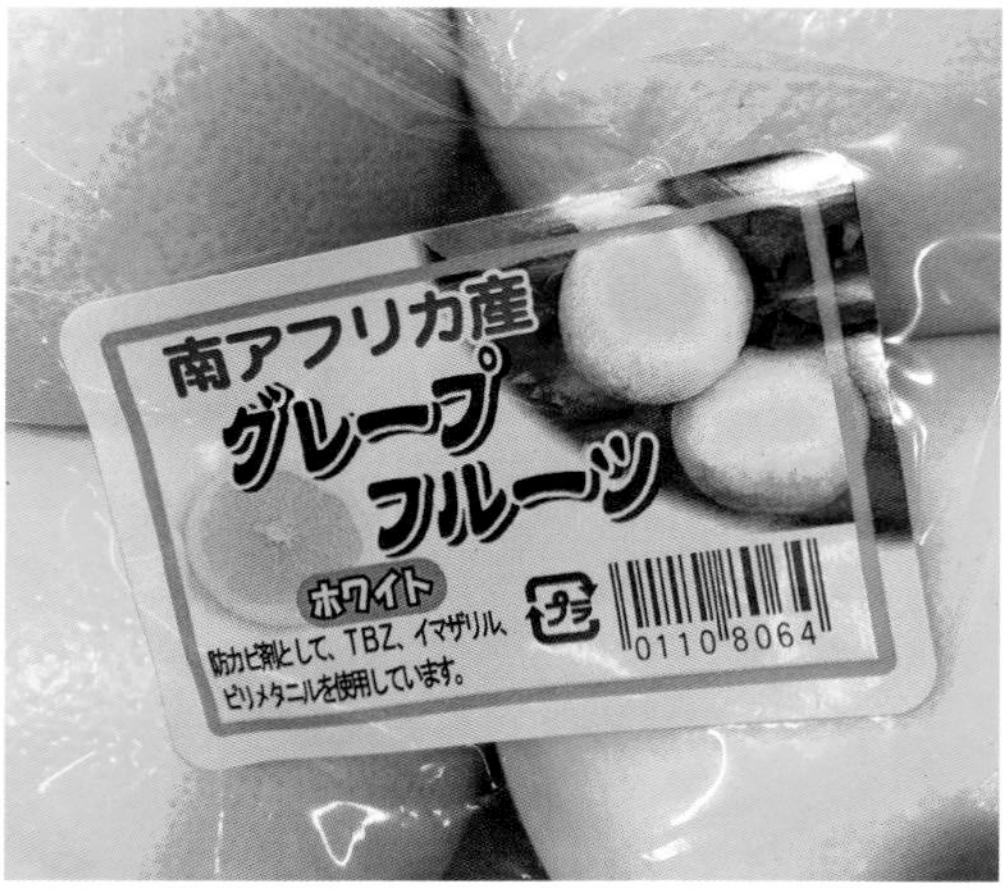
南アフリカ産
グレープフルーツ
ホワイト
防カビ剤として、TBZ、イマザリル、ピリメタニルを使用しています。

2 妊娠中の喫煙・飲酒

● 喫煙

妊娠中の喫煙は、胎盤への栄養を阻害します。子宮に血液を送る動脈を細くするからです。その結果、低出生体重児・早産・自然流産、胎盤異常などが起こる割合が高くなります。流産や低出生体重児の出産の確率は、たばこを吸わない人の1・5～2倍と報告されています。

また、胎児の歯が形成される時期に、妊婦さんが喫煙をしていると、赤ちゃんが生まれた後に、歯の形成不全など、何らかの障害が出やすいことが報告されています。

さらに、喫煙は歯周病の要因となります。そして、歯周病が早産や低出征体重児の出産を引き起こすことも分かっています。

さらに、出産後は乳幼児突然死症候群（SIDS）の危険が高まります。

たばこを吸わない人でも、たばこを吸う人の側にいると、「受動喫煙」と言ってたばこの煙による影響を受けます。妊婦さんはもちろん、家族の方にも禁煙をお願いしましょう。喫煙するときは、妊婦さんに煙の影響を受けない場所での喫煙をお願いしましょう。

● 飲酒

お酒の成分は、胎盤を簡単に通過して、赤ちゃんの体の中へ入っていきます。妊娠初期には、目や心臓などの器官が形成され、妊娠中後期には、脳が発達します。妊娠中、すべての時期に、赤ちゃんの体が作られているのです。お酒の成分は、心臓や胎児アルコール症候群といった、何らかの頭部の異常が引き起こすことが報告されています。

少量であっても、アルコールは赤ちゃんに影響を与えます。アルコールの分解には個人差があります。少量であっても、飲酒はおすすめできません。飲酒後、30分から1時間でアルコール成分の95%が体内に吸収されます。そして、その2%が赤ちゃんに行くことが報告されています。

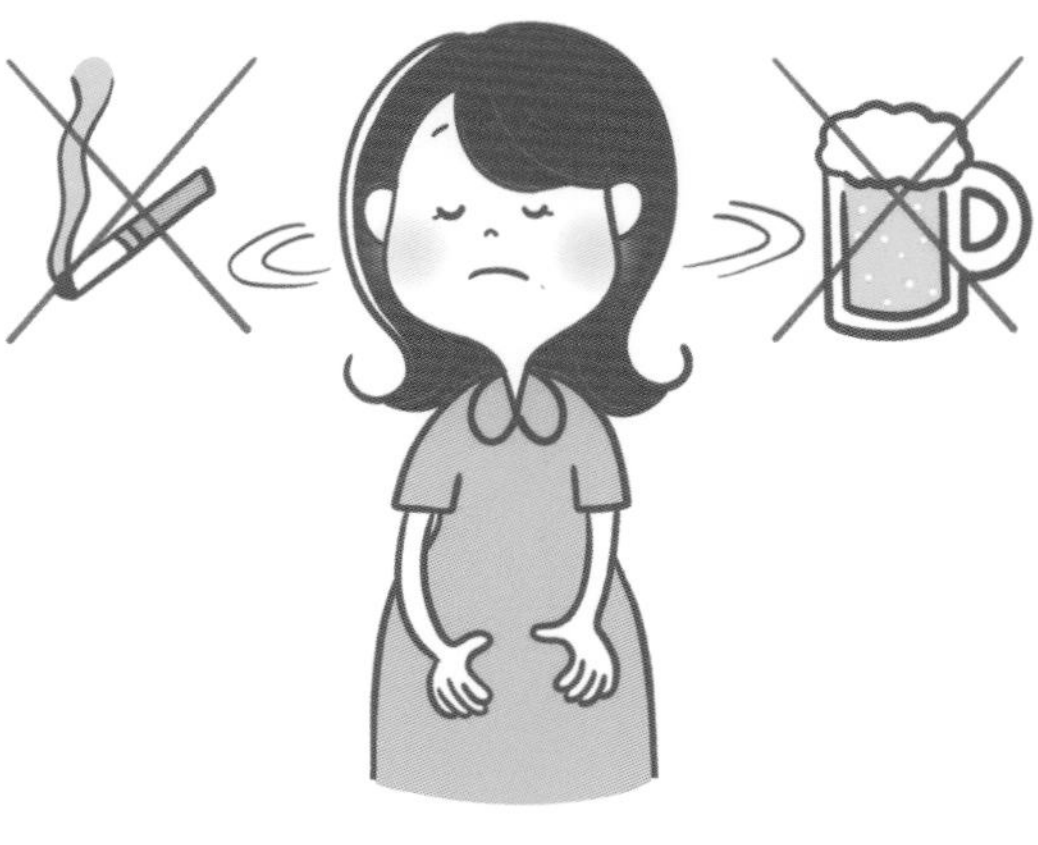

3 サプリメント・栄養補助食品

美容やダイエット志向の若い女性に、サプリメント愛飲者が多いようです。医薬品から加工食品まで、幅広い範囲でのサプリメントの定義づけが行われています。サプリメントは、栄養に関して補助的な役割を果たしますが、食事により主たる栄養素がとれた上でのプラスαと考えなければなりません。気をつけなければならないことは、サプリメントを構成しているカプセル部分の成分です。

①タブレット（粒状）
②ソフトカプセル
③ハードカプセル

の3種類に分けられます。カプセル部分は、動物性ゼラチンで、決して健康的とは言えません。

栄養は食事からとることを基本としましょう。どうしても、栄養素が不足する場合は、専門医に相談し、安全で安心なサプリメント摂取を心がけましょう。

できるだけ、調理した食べ物から栄養摂取を行うようにしてほしいものです。

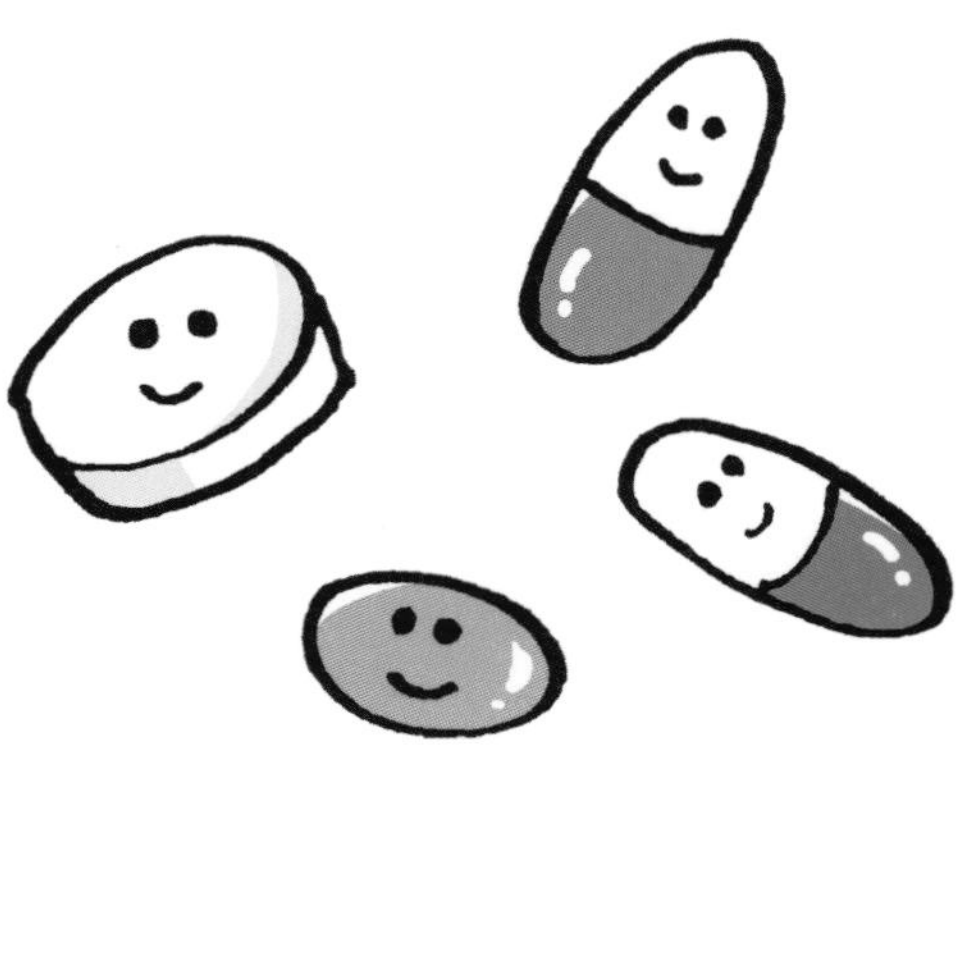

4 妊婦さんの災害対策と食事

日本では大雨、風雪などあらゆる自然災害が、各地で発生しています。いつ身近で起こるか分からない災害から身を守るために、日頃から防災意識は高めておきたいものです。

まずは、妊婦さんの心身の特徴を知り、それに備えましょう。

❶ 妊婦さんの心身の特徴

●ホルモンバランスの変化により、汗やおりものが多くなります。感情の起伏も大きくなります。

●むし歯や歯肉炎などの歯周疾患にかかりやすいです。

●疲れやすく、長時間立ったり、重いものをもつことができません。

●便秘になりやすいです。

●環境が変化すると、体調が悪化しやすいです。特に妊娠初期は安静が必要です。

●妊娠中・後期はお腹が大きくなり足元が見にくくなり、体が思うように動きません。

❷ 出産後のママの心身の特徴

●体を回復させる時期で、授乳に慣れるまでに時間がかかり、睡眠が十分にとれないことが多い。

●悪露(おろ)が続き、腰痛や疲労感がある。

●おっぱいのトラブル(乳腺炎など)、尿漏れや痔などのトラブルが起こることがある。

●産後のホルモンバランスの変化があり、マタニティブルーズや産後うつの症状が現れやすい。

❸ もしもの時に、備えておきたい救急箱

各家庭で救急箱を準備し、手当が必要な時にすぐに取り出せるように、決められた場所において保管しましょう。

ガーゼ、包帯など、小分けした個包装のなっていて、衛生的に管理できるようになっています。消耗品であっても使用期限がありますので、気をつけてください。

災害に備えて準備しておくもの

●母子健康手帳

あなたと赤ちゃん唯一のカルテです。日頃から母子健康手帳に、検査結果や飲んでいる薬、連絡先などがわかるようにしておきましょう

●飲料水

水 500ml を 2 本くらい

●携帯トイレ

●生理用ナプキン

いつも使っているもの

●マスク

●ウエットティッシュや携帯用アルコール消毒

●懐中電灯

●食料

すぐに食べられるもの、自分が好きなおやつ

●歯ブラシ

●軽くて大きめのバック

マタニティマークをつけましょう

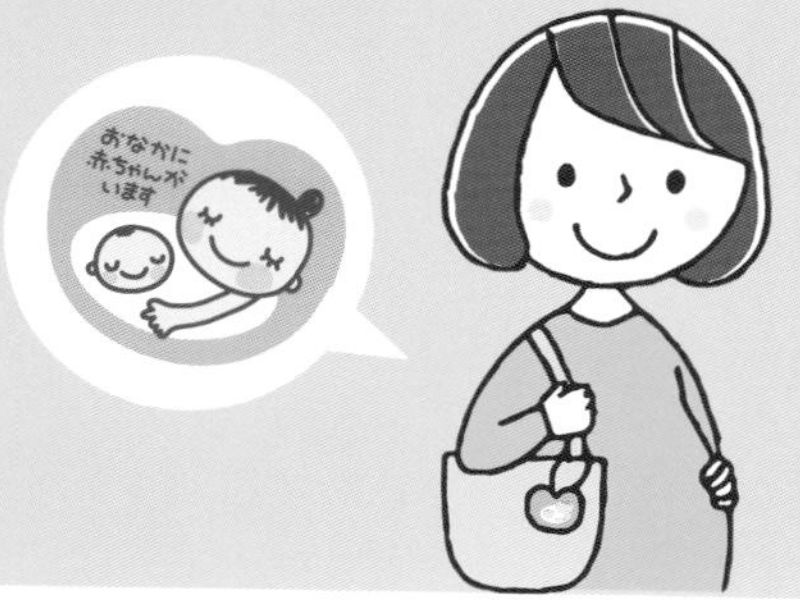

もしもの時に、備えておきたい救急箱

●体温計
●氷嚢・水枕・冷却シート
●マスク
●目薬・風邪薬・胃腸薬
●消毒液
●ガーゼ・脱脂綿・滅菌ガーゼ
●綿棒
●毛抜き・ピンセット
●絆創膏・包帯
●ベビーオイル（マッサージにも、浣腸にも使えます）

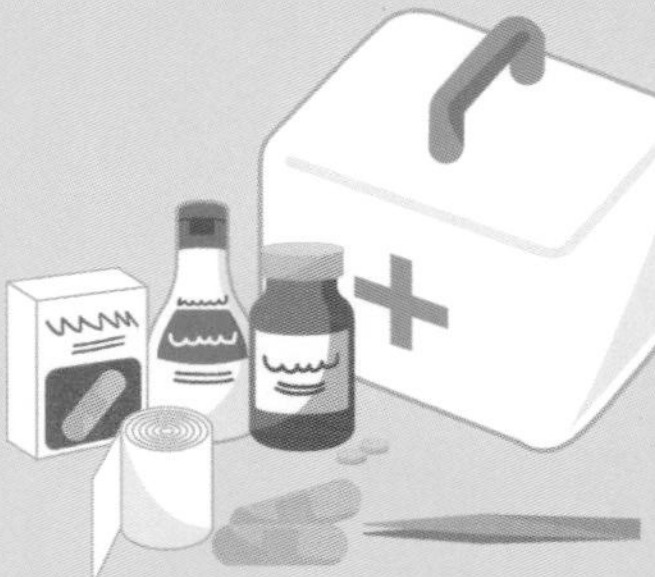

④ ローリングストックで上手に災害時の食糧準備

いつ災害が起こるか、予測できません。そこで、食事に関しては、普段から保存性の高いものを備蓄しながら、食べていく「ローリングストック」が推奨されるようになりました。備蓄する食糧は、家族人数×3日分が目安とされています。

「ローリングストック」には、魚肉の缶詰、ソーセージ、かまぼこ、もちろんインスタント食品も含まれます。ただし、そのまま食べるのではなく、平常時は栄養を考えて、旬の野菜などと一緒に調理し、栄養のバランスを取ることも大切です。

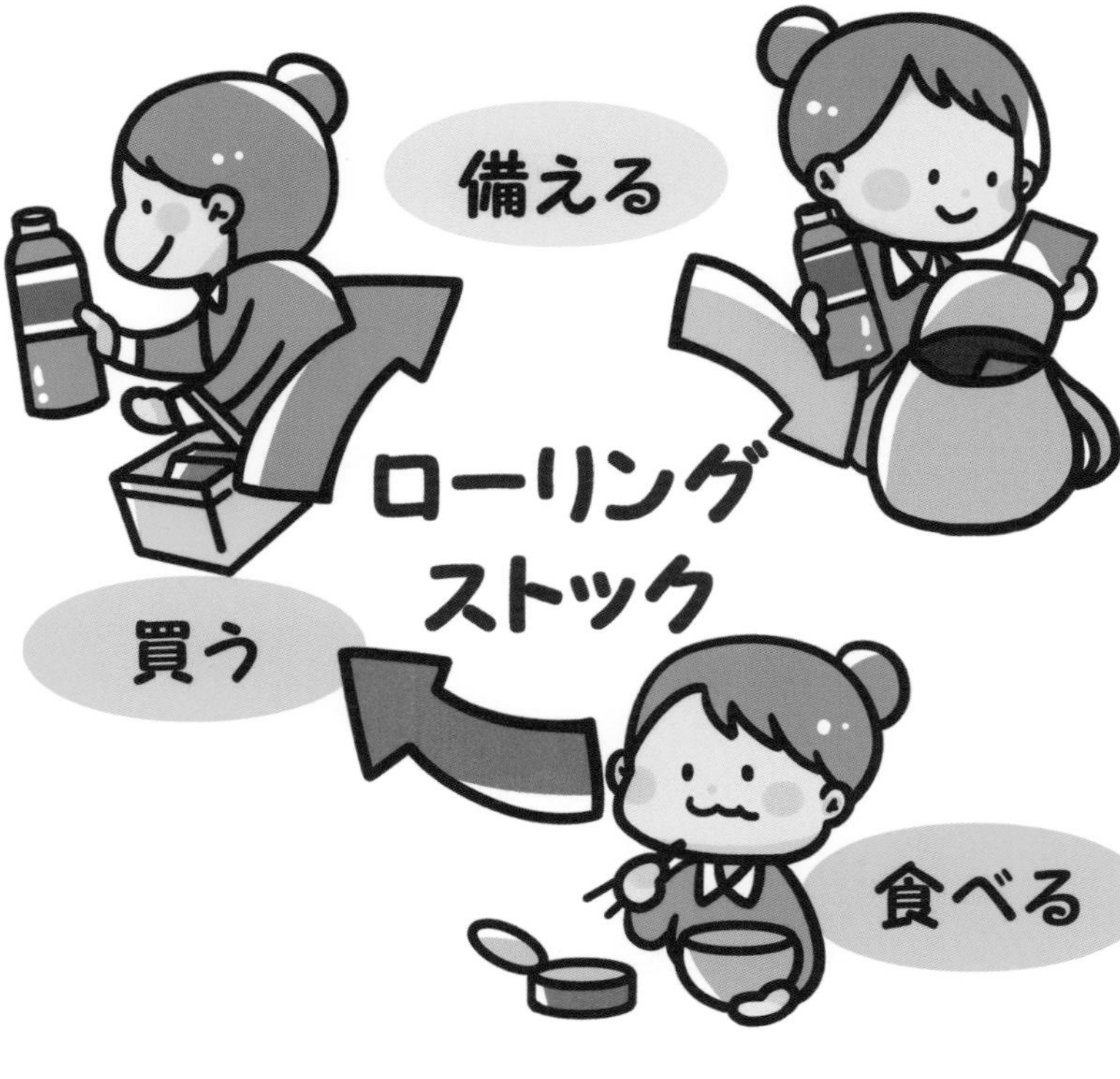

備蓄にオススメの食材

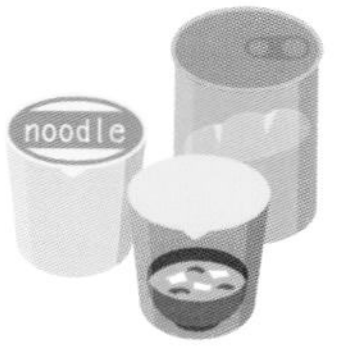
noodle

カップラーメンやレトルト食品、缶詰など

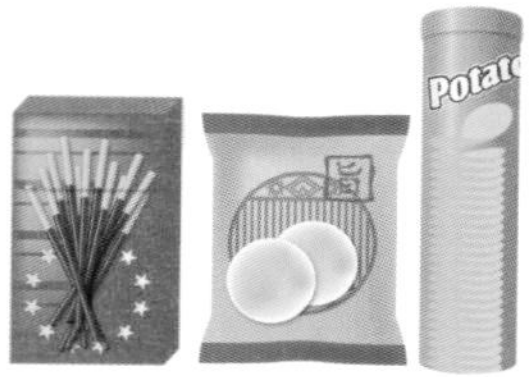
Potato

お気に入りのおやつは、被災時のストレス解消にも

栄養が取れる食材の備蓄

災害時は栄養バランスが偏り、体調不良を引き起こすこともあります。栄養価の高いの昔ながらの食材「まごわやさしい」を備えましょう。

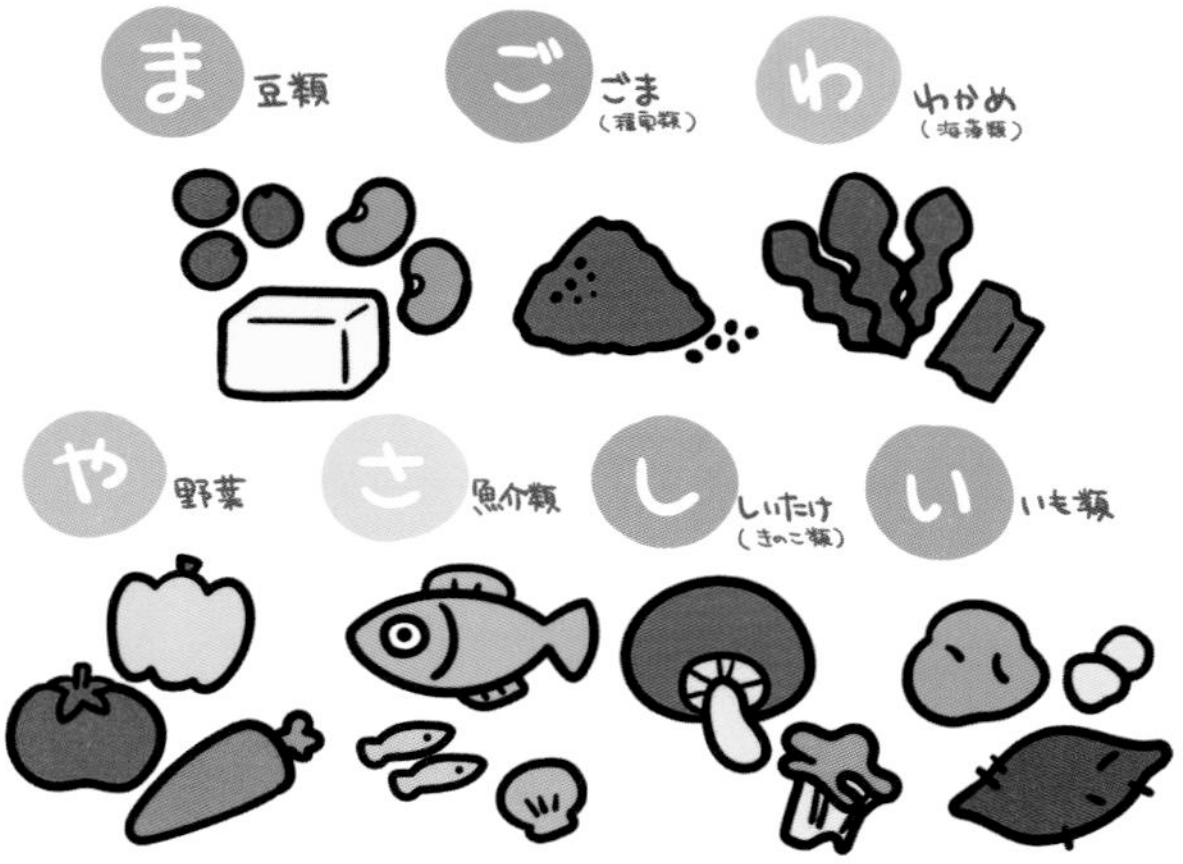
ま 豆類
ご ごま
(種実類)
わ わかめ
(海藻類)
や 野菜
さ 魚介類
し しいたけ
(きのこ類)
い いも類

●具体的な献立

おなかの中で育んできた赤ちゃんが、健康に生まれることは、すべてのママが望むことです。

２０２０年は、コロナ感染症の流行により、思うように外出ができないママがほとんどでした。

食べたいものを自由に買いに行けるこれまでとは違い、外出制限された中でも、調理を行い、栄養をつけていかなければなりません。

そこで、長期保存食材を、普段の食事に取り入れて、いざという時でも十分な栄養が手軽に取ることが望ましいです。

代表的長期保存食「缶詰」

○鯖、イワシなどの缶詰

魚の缶詰は、「水煮」「みそ煮」「醤油煮」「油漬け」など、調理方法によって、大別されます。

●缶詰の選び方

缶詰を選ぶときは、裏のラベルの赤枠で囲まれた部分をみて決めましょう。

写真の赤枠の中の原材料の中には、使用している調味料が記載されています。

増粘剤、粘着剤などが使われていない、食塩、みそなど、単純な調味料で味をつけているものを選ぶことが大切です。わかりやすく言うと、缶詰のふたを開けた時に、ドロッとした缶詰は控えた方がいいでしょう。このドロッとした液には、ほとんど増粘剤が使用されています。増粘剤は、粘りやとろみをつける食品添加物です。健康を考えると無理に取る必要のないものです。

代表的な増粘剤には、次の３つがあります。

①ペクチン

リンゴや柑橘類の皮、野菜や海藻などに含まれていて、主として果物の皮から抽出しています。果肉入りのジュースやアイスクリームなどに使われています。果物の皮からの抽出物なので、皮に塗布されている残留農薬が心配されています。

②キサンタンガム

主として、トウモロコシなどのでんぷんから抽出します。成分は、グルコース、マンノースなどです。

③カラギーナン

海藻由来の増粘剤です。

缶詰は、空気とは完全遮断させているため、菌やカビの発生などの心配がなく、酸化の心配もありません。長く置いてあると、缶から悪いものが溶け出すイメージがあり、缶詰は安全ですか？　と質問を受けますが、オイルをあまり使っていない缶詰では心配ありません。

スーパーには、たくさんの缶詰が並んでいます。同じ鯖の缶詰でも、１００円から５００円近くの缶詰まで、この金額の差は何なのでしょうか？

鯖缶に使用する材料の鯖は、

①水揚げした生のままの状態で缶詰にする

②水揚げ後、冷凍して保存し、その後、缶詰にする

さらに、水揚げする港によっても、鯖の価値は違ってきます。

鯖だけでなく、サンマやイワシなどの魚についても、同様です。それが値段の違いです。

■缶詰の原材料名をチェック

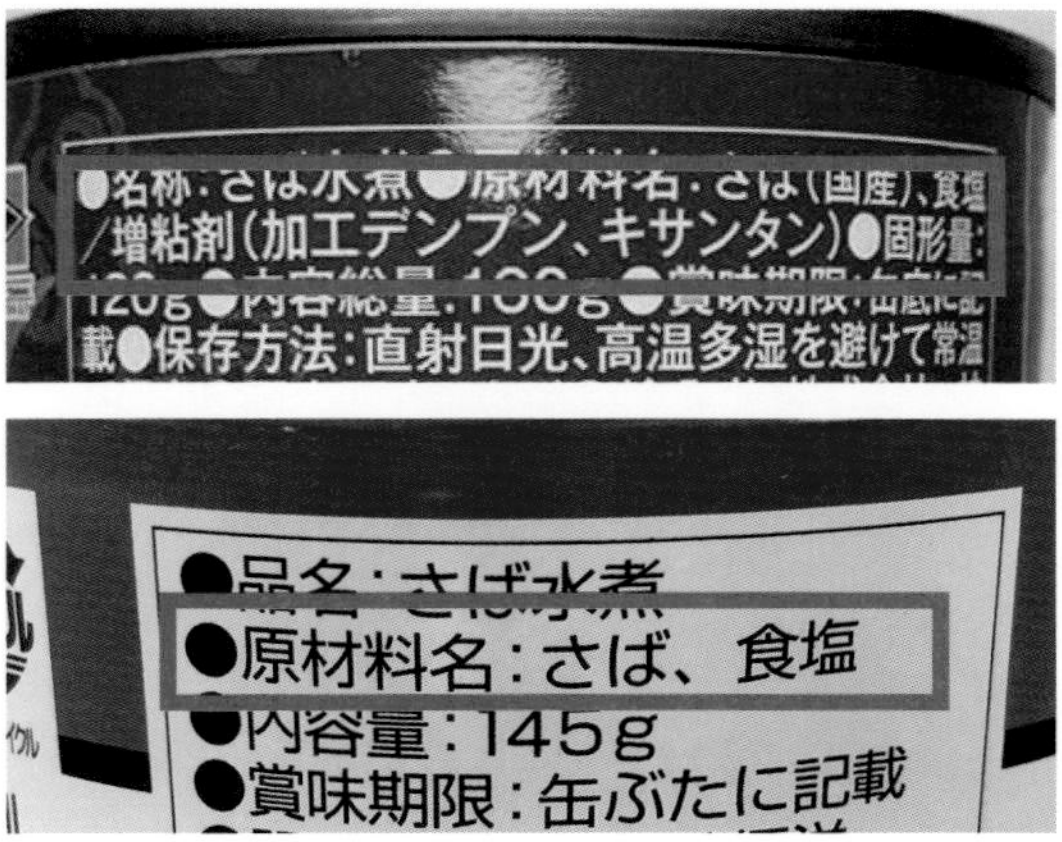

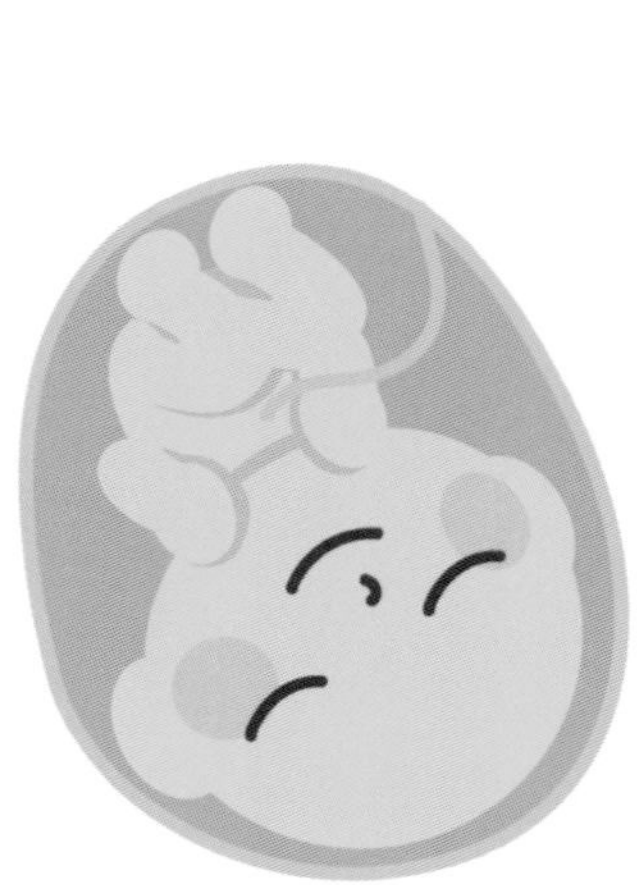

Part 5

妊娠経過

一般的に女性が妊娠に気づくのは妊娠5～6週の頃が多いです。この時の赤ちゃんは1㎝ほどの大きさですが、ママの体から栄養をもらい、体のさまざまな臓器がつくられ始めています。妊娠に気づいた時から、栄養を意識した食生活を心がけましょう。

週数（月数）	0～3週　（1か月）
赤ちゃんの様子	受精卵は約0.1㎜ 妊娠が成立する頃は約1㎜ ●0週：最終月経が始まる週 ●1週：卵子が成熟し、排卵準備が始まる ●2週：受精卵誕生 ●3週：受精卵が子宮に到着し、着床して妊娠成立
ママの様子	●この時期は妊娠に気づかない
ママがしたほうがいいこと、注意するべきこと	●妊娠の可能性がある人は、薬を飲むこと、アルコール、たばこは控える ●ホルモンの影響で、眠くなったり、だるくて熱っぽい感じがしたりする人がいる ●体調がすぐれない時は体をやすめる

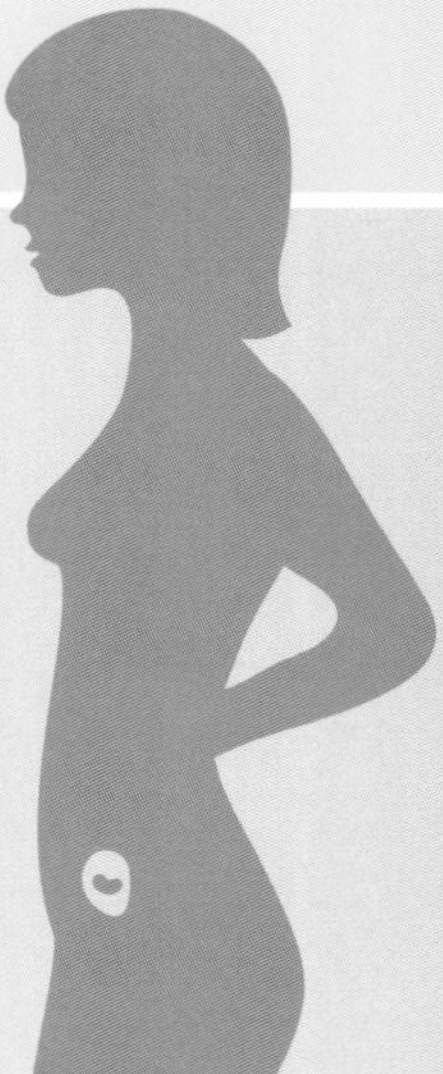

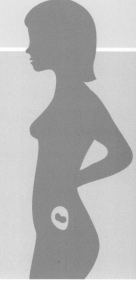

4～7週（2か月）	週数（月数）
身長：約1cm 体重：約4g さくらんぼくらいの重さ 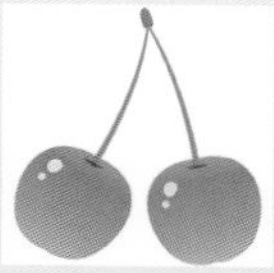	
●妊娠4週：赤ちゃんは、胎嚢の中に小さな点みたいに映る ●妊娠5週：心臓、脳や脊髄、食道や胃、腸などの原型ができる ●妊娠6週：超音波検査で、心臓の拍動が確認できる ●妊娠7週：脳・目・耳の神経などが急速に発達する	赤ちゃんの様子
●生理が1週間以上遅れたら、妊娠ではないかと考えてよい （ストレスや環境の変化の影響で、妊娠以外の原因で遅れることもある） ●妊娠の可能性がある人は、アルコール・たばこは控える ●妊娠したら、ホルモンの影響で、便秘になったり眠くなったりする ●妊娠５～６週頃からつわりが始まる	ママの様子
●妊娠の診断は医師の診察を受ける方法と、自分で妊娠検査薬を使って調べる方法がある ●市販の妊娠検査薬で妊娠反応が出たら、妊娠が正常かどうか医師の診察を受ける ●赤ちゃんの神経系の障害を予防するために、葉酸を積極的にとる 	ママがしたほうがいいこと、注意するべきこと

週数（月数）	8～11週（3か月）
赤ちゃんの様子	身長：約4cm 体重：約30g いちごくらいの重さ 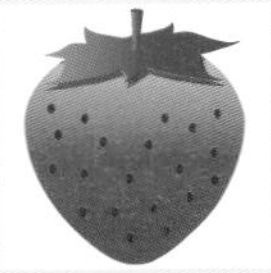 ●妊娠8週：脳、心臓や肺、肝臓、腎臓などがほぼ完成する ●妊娠9週：手足の基本形ができ始める ●妊娠10週：手足を自分で動かすようになる ●妊娠11週：まぶた、耳たぶ、唇ができ、鼻の穴ができる
ママの様子	●つわりがある人は症状が一番重い時期になる
ママがしたほうがいいこと、注意するべきこと	●妊婦健診はママと赤ちゃんの健康状態を知るために必ず受ける ●病院で「妊娠届」をもらったら、住所のある市区町村に提出して、母子健康手帳をもらう（妊婦健康診査の無料受診券や補助券ももらう） ●母子健康手帳交付のときに、市町村で受けられるサービスの情報を聞く ●仕事をしている人は職場に報告し、労働条件や仕事の内容などを相談する ●下腹部痛や出血がある時はすぐに病院受診する 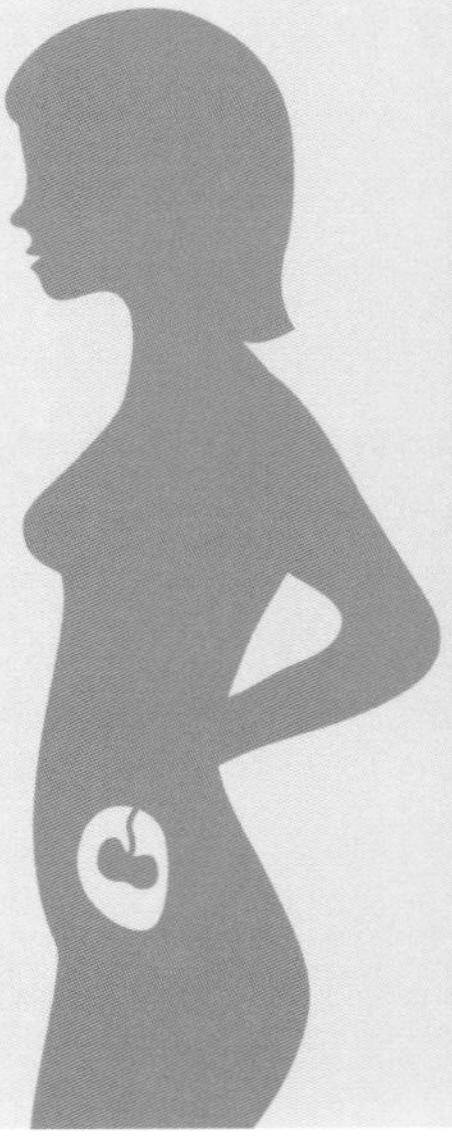

週数（月数）	12～15週（4か月）
赤ちゃんの様子	身長：約16㎝ 体重：約100g キウイくらいの重さ 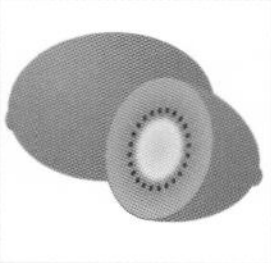 ●妊娠12週：心臓に４つの部屋ができる ●妊娠13週：小腸が急速に発達する ●妊娠14～15週：胎盤が完成に近づき、臓器が完成し徐々に機能しはじめる
ママの様子	●おなかが少し目立ってくる ●つわりが終わって食欲が出てくる ●下腹部痛や出血がある時はすぐに病院受診する
ママがしたほうがいいこと、注意するべきこと	●つわりが落ち着いたら、歯科を受診して口の中の状態をみてもらう ●タバコを吸わない、家族にも禁煙をお願いする

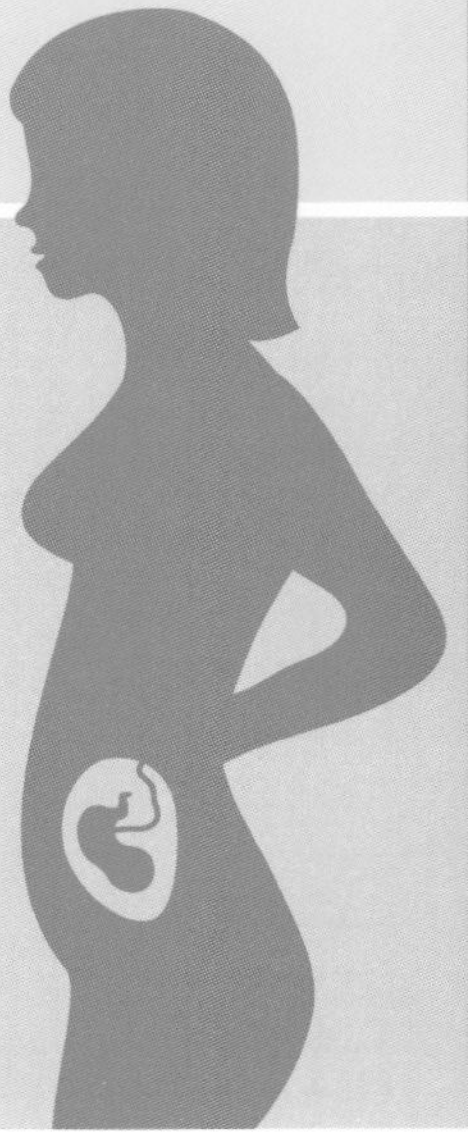

週数（月数）

16～19週（5か月）

赤ちゃんの様子

身長：約20cm
体重：約150g
みかんくらいの重さ

- 妊娠16週：羊水を飲みこむようになる
- 妊娠17週：皮膚が厚くなりうぶ毛が生えてくる
- 妊娠18～19週：頭が成長し、身長のおよそ3分の1になる

ママの様子

- つわりが終わって食欲がでてくる
- 経産婦さんは胎動を感じるようになる（初産婦さんは、妊娠20～22週頃に感じる人が多い）
- 外見からも、おなかのふくらみが目立ってくる
- ホルモンの影響で妊娠前よりおりものが少し増える
- おりものが黄色くなったり、においがきつくなったときは、医師に相談する

ママがしたほうがいいこと、注意するべきこと

- 食欲がでるので、急な体重増加に気をつける
- 食事で栄養をしっかりとる
- 母親学級や両親学級に参加する
- セックスが流早産のリスクになるので、無理せず、体を清潔にして、コンドームを使う
- マタニティウエアを準備する
- インナーは１サイズ大きいものを準備するとよい
- 妊娠5か月の「戌（いぬ）の日」には、腹帯を巻いて、これまで無事に過ごせたことへの感謝の気持ちを伝え、安産を祈願する風習がある

BMIの計算式

体重増加の目安は、妊娠前のBMI（ボディマス指数）によって違う。妊娠する前の体重で計算する。

BMI＝体重（kg）÷身長（m）÷身長（m）

非妊娠時のBMI	妊娠期を通しての増加体重
18.5未満（やせ）	12～15kg
18・5以上25未満（普通）	10～13kg
25以上30未満（肥満）	7～10kg
30以上	上限5kgを目安として個別に指導

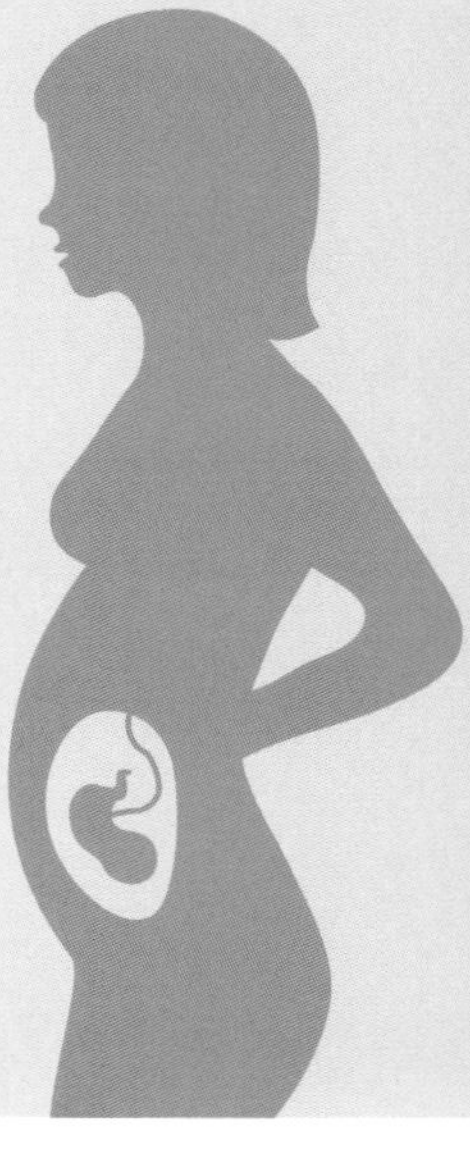

週数（月数）

20 ～ 23週（6か月）

赤ちゃんの様子

身長：約25cm
体重：約350g
グレープフルーツくらいの重さ

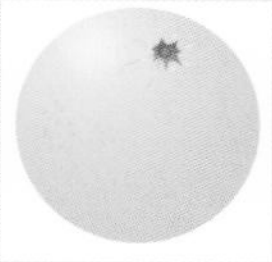

- ●妊娠20週：足の骨に筋肉がつきはじめる
- ●妊娠21週：脳細胞の数が増えはじめる
- ●妊娠22週：男の子は精巣、女の子は卵巣が発達する
- ●妊娠23週：髪の毛、まつ毛や眉毛が生える

ママの様子

- ●おなかが前にせり出し、腰痛や背中の痛みを感じるため、正しい姿勢を心がける
- ●乳腺が発達して透明の母乳が出てくる
- ●妊娠高血圧症候群や妊娠糖尿病になりやすくなる

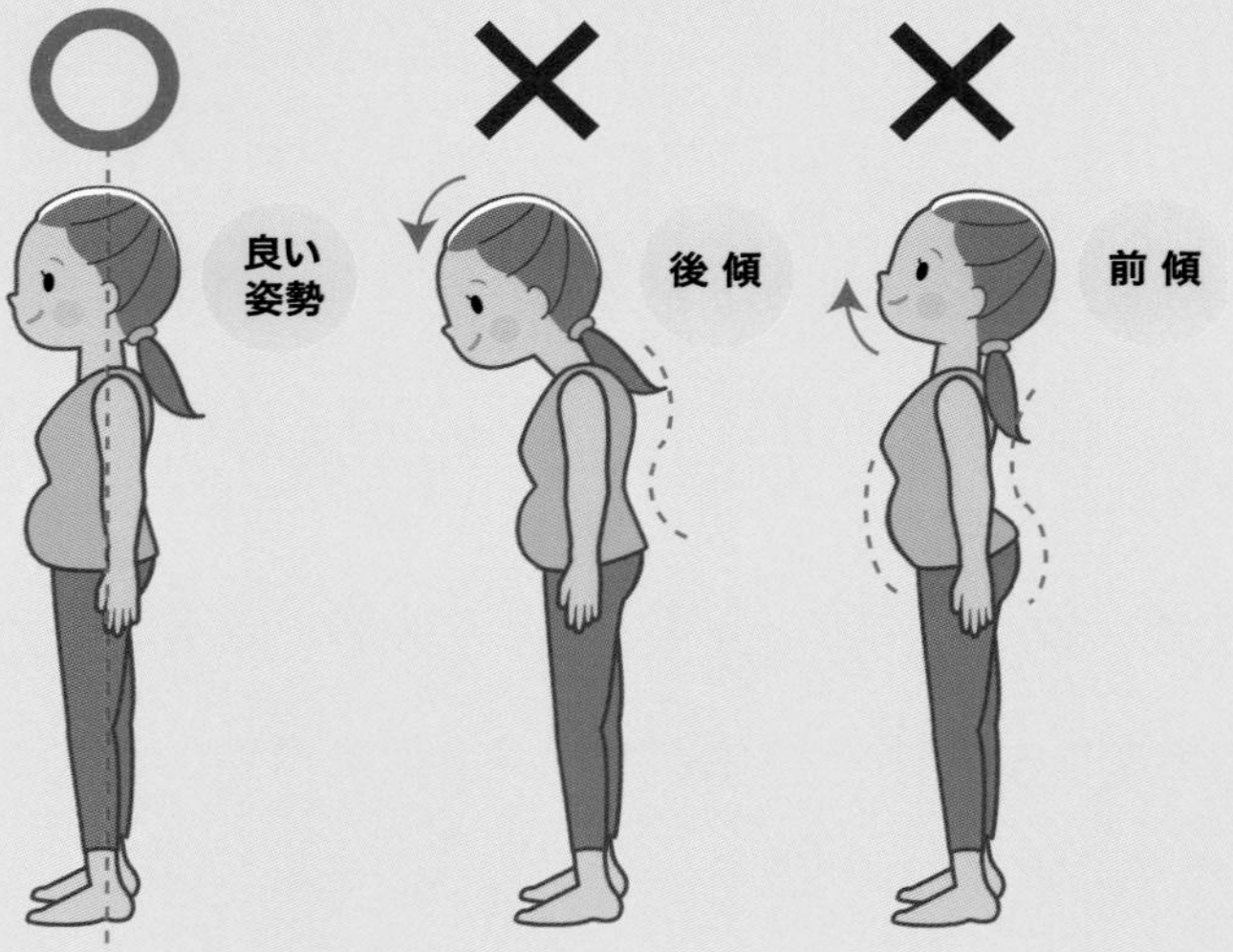

ママがしたほうがいいこと、注意するべきこと

- ●食事で栄養をしっかりとる
- ●急な体重増加に気をつける
- ●乳首についた母乳はお湯でやさしく拭き取る
- ●赤ちゃんに話しかけてコミュニケーションをとるとよい

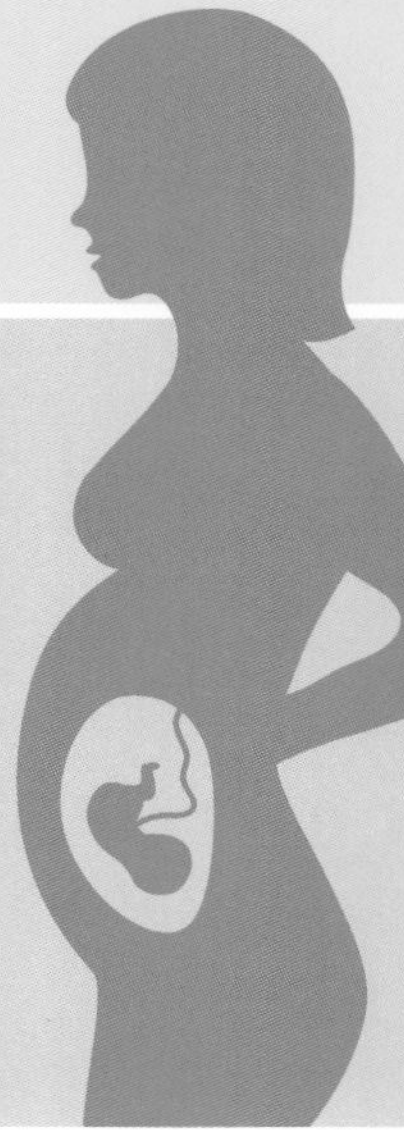

週数（月数）	24～27週（7か月）
赤ちゃんの様子	身長：約30cm 体重：約1000g メロンくらいの重さ 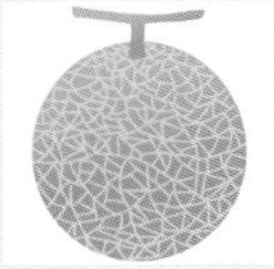 ●妊娠24週：ますます活発に動く ●妊娠25週：聴覚が完成に近づく ●妊娠26週：甘味や苦味の区別ができるようになる ●妊娠27週：光の明暗を感じるようになる
ママの様子	●妊娠貧血になりやすい ●便秘や痔、静脈瘤になりやすい ●妊娠前と同じ姿勢で眠ると、息苦しくなったり、眠りが浅くなったりする ●おなかや乳房に妊娠線ができる
ママがしたほうがいいこと、注意するべきこと	●急な体重増加に気をつける ●体調に合わせてウォーキングや軽い運動を心がける ●夏の冷房や冬の寒さで体を冷やさないようにする ●眠りづらい時は「シムスの姿勢」や、お腹や膝の下にクッションを挟むと楽になる ●妊娠線は保湿剤やクリームなどを塗って乾燥を防ぐことで予防できる 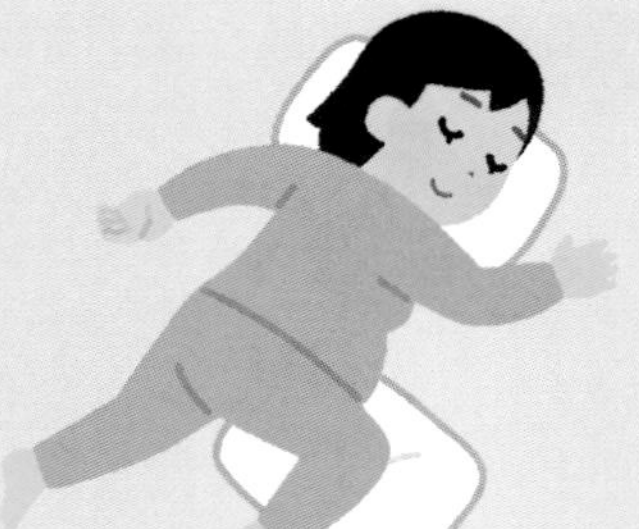 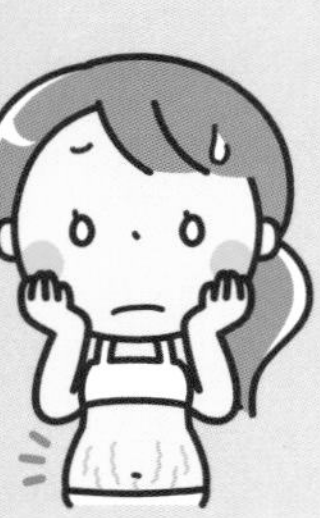 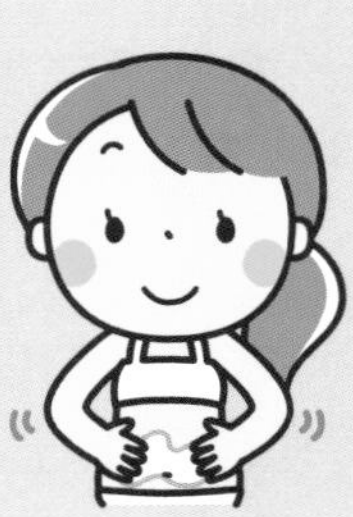 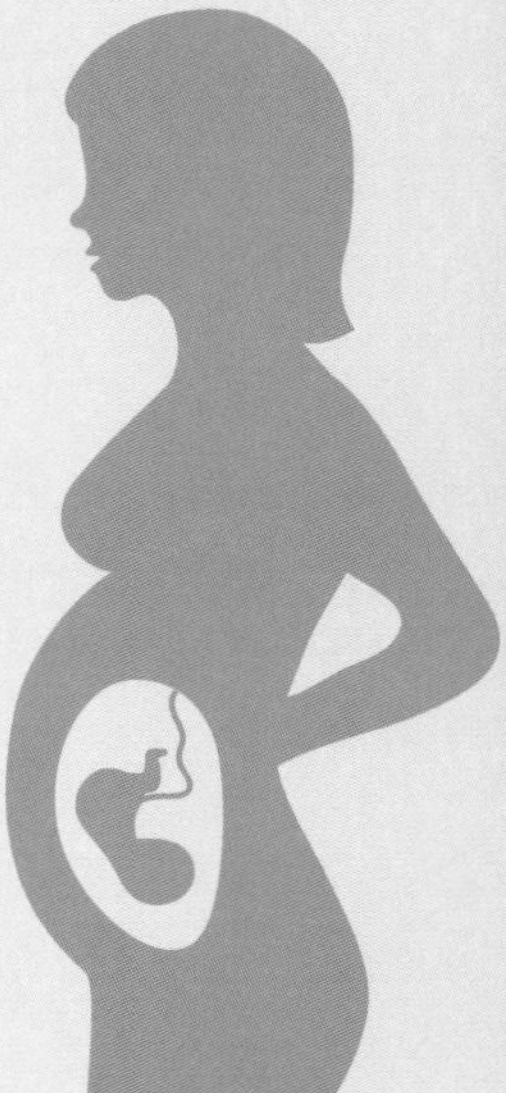

28～31週（8か月）	週数（月数）
身長：約40cm 体重：約1800g かぼちゃくらいの重さ 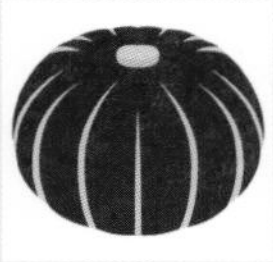 ●妊娠28週：肺呼吸の練習を始める ●妊娠29週：ウンチが少し作られ始める ●妊娠30週：頭が下になる頭位の姿勢になり始める ●妊娠31週：皮下脂肪がついてふっくらしてくる	赤ちゃんの様子
●子宮が大きくなり、胃のむかつきなどの、不快な症状があらわれる ●塩分のとり過ぎや、体重の増えすぎで妊娠高血圧症候群を発症することが多くなる ●お腹が大きく足元が見えづらくなるので、段差や階段の上り下りは注意する ●膀胱が子宮に圧迫されるので、頻尿や尿漏れを起こしやすくなる	ママの様子
●栄養バランスのよい食事を心がける ●早産予防のため、重い物を持ったり、無理に動いたりしない。 ●後期母親学級に参加する ●入院用品、赤ちゃん用品の準備を始める ●出血や横になっていてもお腹が張る場合は病院に連絡する 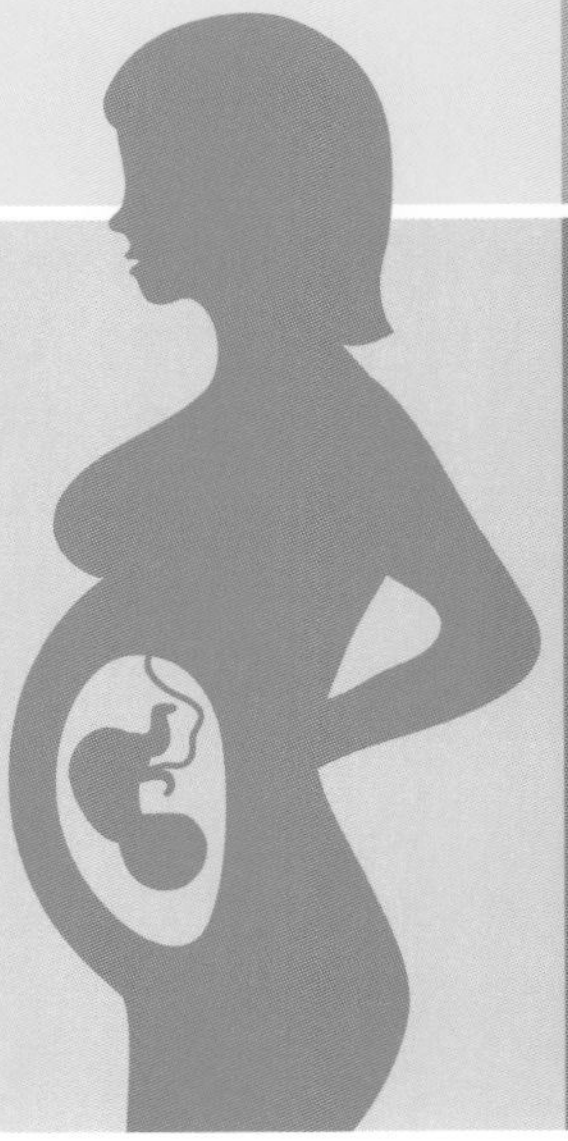	ママがしたほうがいいこと、注意するべきこと

週数（月数）

32～35週　（9か月）

身長：約45cm
体重：約2200g
白菜くらいの重さ

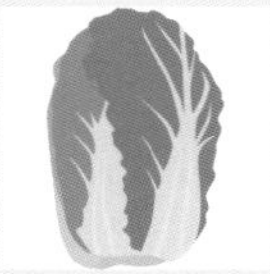

赤ちゃんの様子

- ●妊娠32週：羊水の量が1ℓくらいになるが、その後少しずつ減少する。
- ●妊娠33週：レム睡眠とノンレム睡眠を繰りかえす
- ●妊娠34週：肺の働きが成熟する
- ●妊娠35週：体重の個人差が大きくなる

ママの様子

- ●子宮で胃が圧迫され、胸やけや吐き気、食欲の低下が起こる
- ●子宮で膀胱が圧迫されて、トイレの回数が増える
- ●くしゃみや咳など下腹部に力が入ると、尿漏れが起こりやすい

ママがしたほうがいいこと、注意するべきこと

- ●毎日、胎動をチェックして赤ちゃんの健康状態を知る
- ●尿漏れと破水の区別がつかないときは、自己判断せずに病院に連絡する
- ●里帰り出産は、妊娠34週ごろまでに帰郷する
- ●仕事をしている人は、産休（産前産後休業）の手続きをする
- ●おりものの量が増えたり、黄色みを帯びたりしたときは、早めに診察を受ける
- ●出血や横になっていてもお腹が張る場合は病院に連絡する

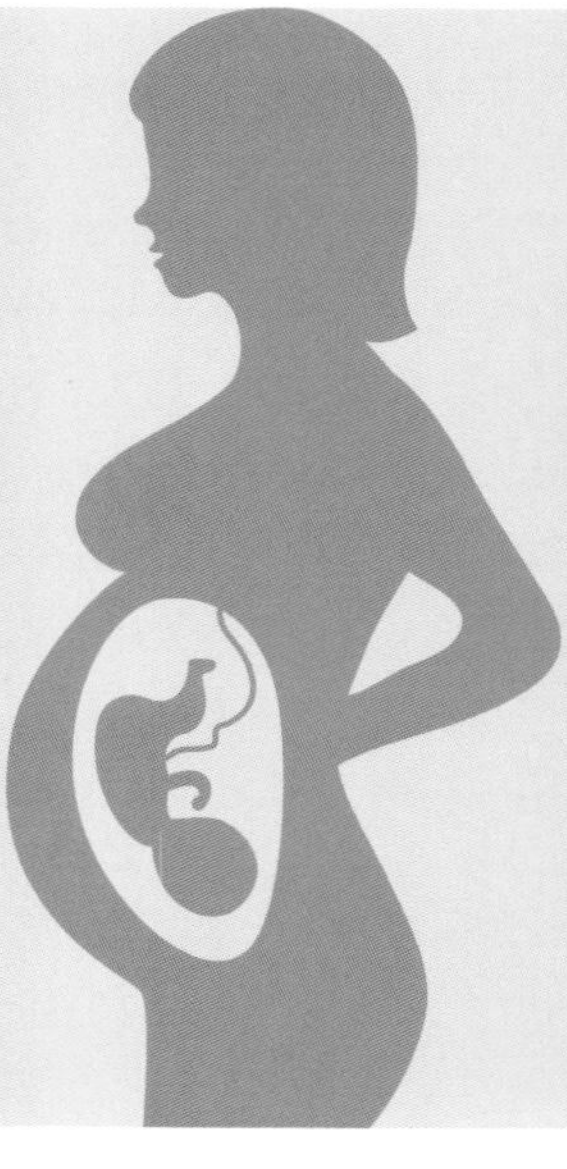

週数（月数）	36週〜（10か月）
赤ちゃんの様子	身長：約50cm 体重：約3000g すいかくらいの重さ 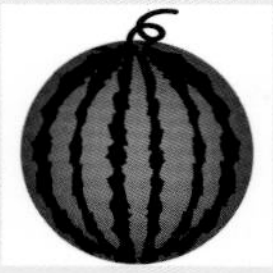 ●妊娠36週：体重が2500ｇくらいになる ●妊娠37週：頭を下にして背中を丸め、両手で膝を抱え込む姿勢になる
ママの様子	●赤ちゃんが下がるので、胃の圧迫がとれてくる、足の付け根が押されるような感じが強くなる、尿が近くなる ●１日に何度か、おなかが張るようになる。 ●おしるしがある
ママがしたほうがいいこと、注意するべきこと	●分娩はいつ始まるかは人それぞれ、いつ始まってもいいように入院の準備を最終点検する ●家族に病院まで送ってもらえない時のために『陣痛タクシー』の登録をする ●お産の進み方のおさらいと呼吸法の練習をする ●陣痛や破水の症状があったら、病院に連絡する ●生理のような出血がある時は、すぐに病院に連絡する 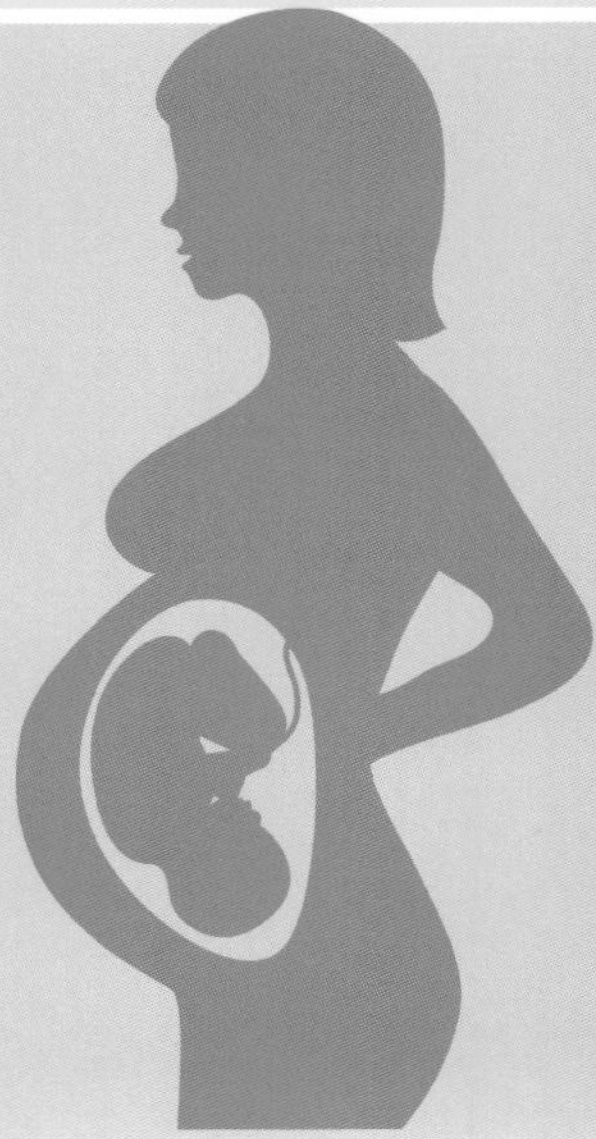

Part 6

これからの医療、遠隔診療の将来性

コロナ禍での医療は大きく変化しました。通院して治療を受けることで感染のリスクがあがることから、直接医師の診察や相談が受けづらくなっています。

しかし、母子の健康状態を診察する妊婦健診は、コロナ禍であっても中止や先延ばしはできません。

また、これからの時代は、地震や災害など予期せぬ突発的事態が起こることが予測されます。

「世界中のお母さんに、安心・安全な出産を」という目的のもと、いつでもどこでも医師にアクセス可能で、胎児の健康状態をチェックできる遠隔モバイル胎児モニターの開発が行われています。

妊婦さんのお腹に「胎児心拍計」と「外側陣痛計」を装着することで、妊婦健診の重要な検査項目の一部を代替することができるようになるのです。

現在、日本産婦人科医会と病院で実証実験が行われています。

これにより病院への通院や受診に伴う人との接触がなく、自宅で病院での対面診療に近いかたちで妊婦健診を受けることができるようになります。

コロナ禍で旦那さんの健診の付き添いができない中、家庭でご夫婦ともに赤ちゃんの成長を見ることができるため、旦那さんの赤ちゃんに対する愛着形成も促進されるでしょう。

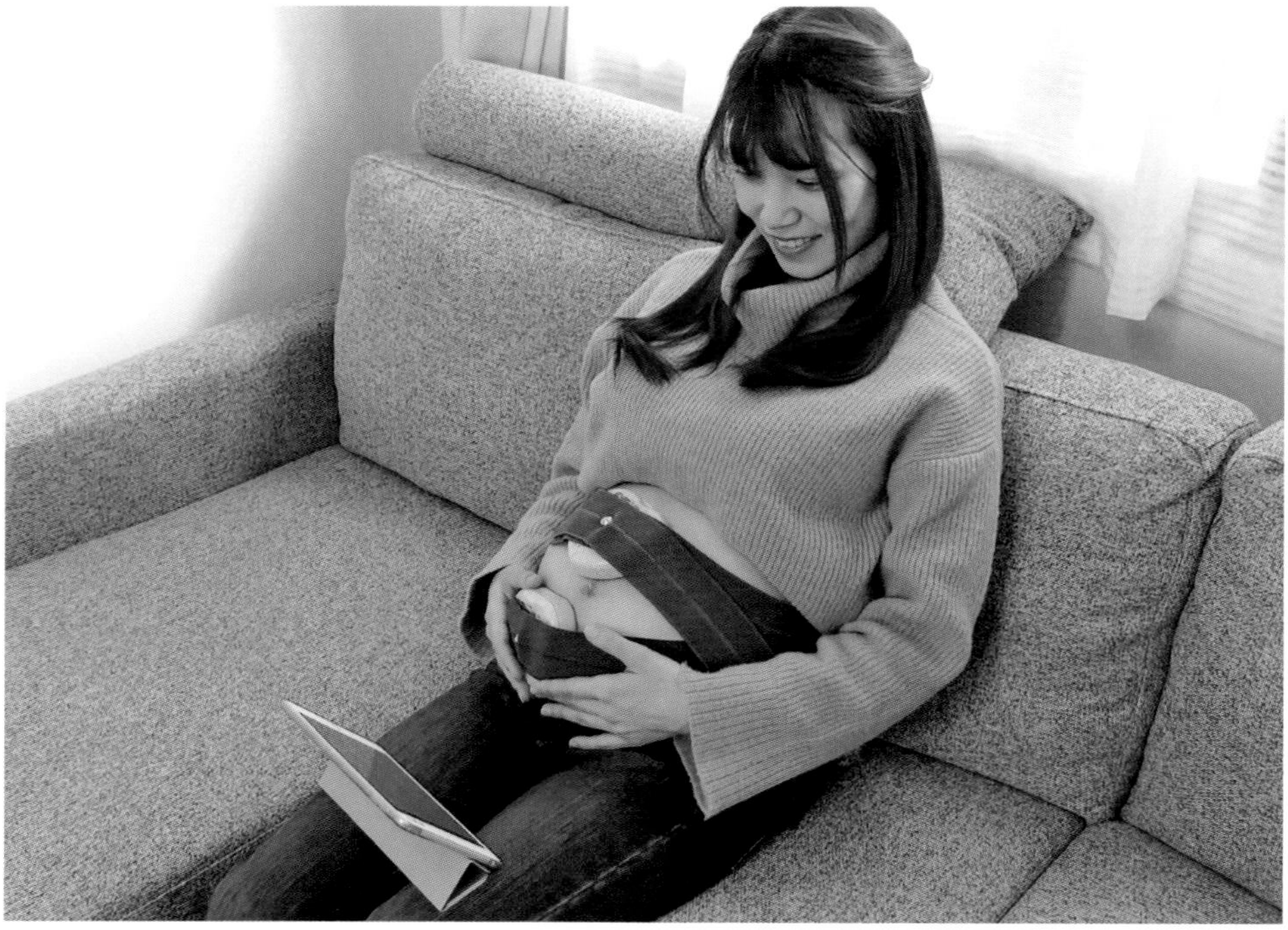

写真提供：メロディ・インターナショナル㈱

妊娠編

Q 妊娠しているか早く知りたいときはどうしたらいいの?

A 妊娠に気づくことには個人差があります。妊娠を早く知りたいときは、薬局で妊娠検査薬を買って調べると良いでしょう。

予定していた生理から約1週間後には調べられます。妊娠検査薬で 妊娠反応が出たら、必ず病院で診察を受けてください。

Q 妊娠初期に必要な栄養はありますか?

A 葉酸が大切です。 赤ちゃんの神経管の病気を防ぎます。ホウレン草、ブロッコリー、小松菜、ニラなど緑色の野菜に豊富に含まれています。つわりなどで食べられない場合は、野菜と果物を混ぜたジュースやスムージーなど、飲む食事での栄養摂取でも構いません。

食欲が出てきたら、しっかり咀嚼して食べるように心がけましょう。

Q つわりに個人差があるのはなぜですか?

A 体質や、ホルモンバランス、生活環境などの説がありますが、原因は、はっきりと分かっていません。

Q 妊娠中に体重が増えすぎるとどうなりますか?

A 妊娠糖尿病や妊娠高血圧症候群といった合併症を発症しやすくなります。

また、赤ちゃんが大きくなり、出産に時間がかかる可能性が高くなります。いずれにしても、母体の健康を損ない、出産後に影響が出ます。

Q 妊娠中に体重が増えすぎないためにはどうしたらいいでしょう。

A まず、毎日体重を測り、1週間ごとの体重の推移を知ることです。体重が増えすぎる傾向にあれば、食事内容を変えましょう。この本の妊婦の栄養(Part 4)を参考にしてください。

妊娠中は、早産の兆候がなければ、適度な運動もしましょう。

Q 体重が増えすぎた時は食事回数を減らしてもよいですか？

A 減食するとおなかの赤ちゃんが栄養不足になる心配が生じます。食事回数を減らすのでなく、食事やおやつの献立を変えることで体重管理を行いましょう。

Q お腹が大きくなり、歩き難くなりました。靴の工夫はありますか？

A 普段から履き慣れた靴が1番ですが、安定した姿勢を保って歩くには、3センチくらいの太いヒールのある靴を選ぶことをおすすめします。運動靴のようなクッションがあり、靴底が安定したものなど、自分で歩きやすい靴を選びましょう。

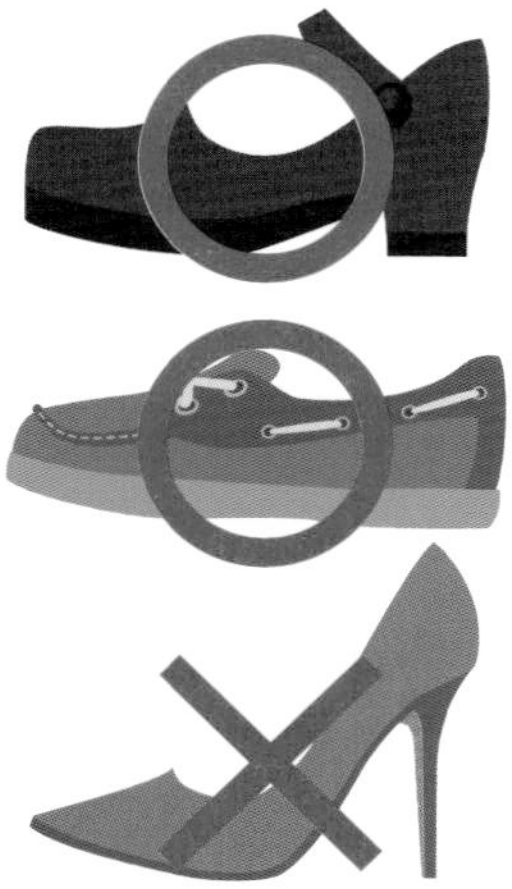

Q お腹が大きくなったら、下半身、とくに足がむくみやすくなりました。どうしたらいいですか？

A 足の下にクッションなどを置き、足を高くした姿勢で寝てみましょう。下半身から心臓へ戻る血液の流れがよくなり、むくみが軽減します。

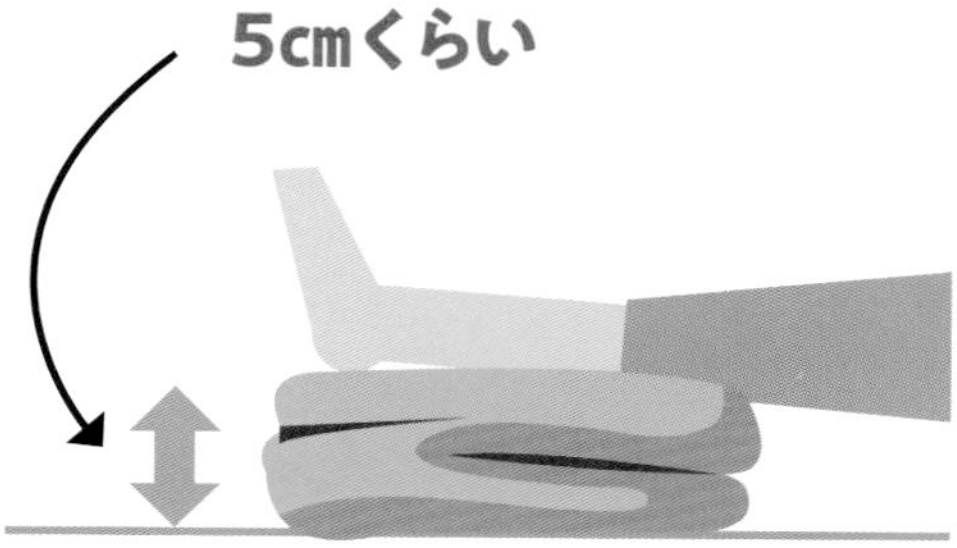

Q 出産の時期ではないのにおなかが張るようになりました。大丈夫でしょうか？

A 「おなかが張る」というのは、痛みがなく、おなかが少し硬くなる状態をいいます。横になって安静にすると、ほとんどの場合は張りがとれます。安静にしても張りが続く、おなかが硬くなる、痛みがある時は病院に連絡して診察してもらいましょう。

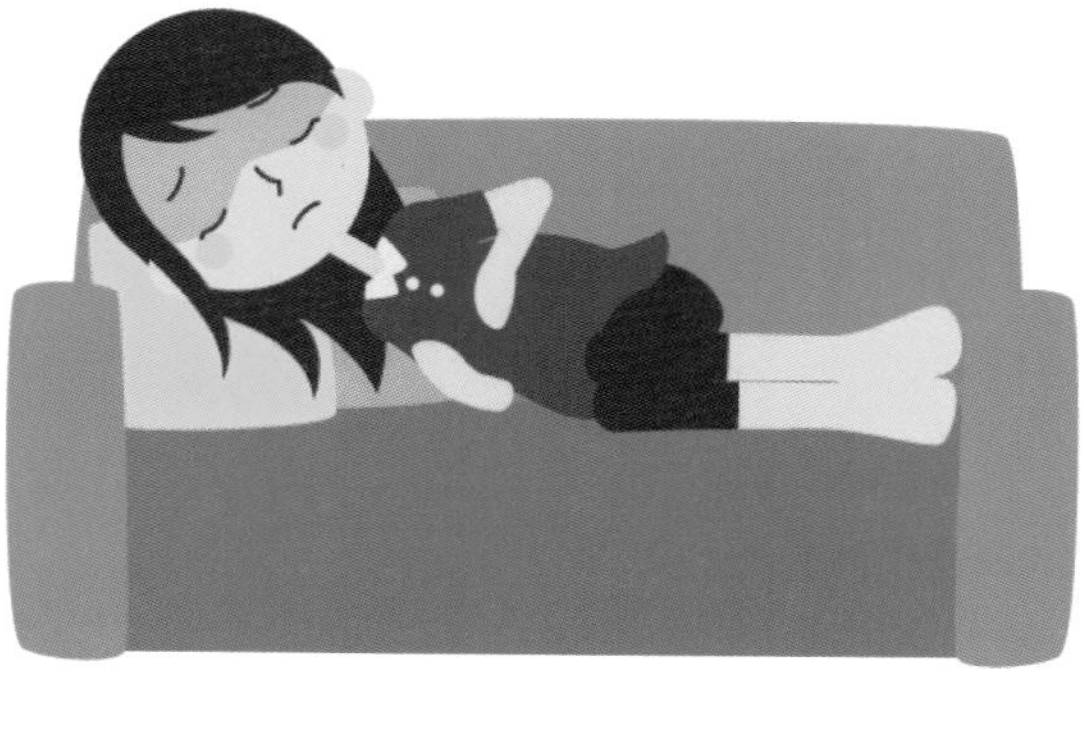

Q 逆子と言われました。直りますか？

A 逆子が続く場合、病院で逆子を直す体操をすすめられます。妊娠

28週までは25%が逆子ですが、実際に最後まで逆子が直らないのは3～4%程度です。

Q 体重が増えすぎないようにするのためのポイント・コツはありますか？

A ❶やわらかい食べ物を選ばないこと（しっかり噛むこと）。
❷食べたものを記録し、嗜好を見直す。
❸時間をかけて食べる。
❹調味料を選ぶ。

Q 妊娠中に外食はしてもいいですか？

A 外食は色々な栄養が取れるものを選びましょう。ただし現在は、普段と違い、コロナ禍ですので外食は控えましょう。

Q 仕事をしていて帰宅が遅いので、お惣菜を買うことが多いです。気をつけることはありますか？

A 同じ種類のものをたくさん食べずに、いろいろな食材を食べるようにしてください。休日にまとめて調理を行い、できる限り自炊したものを小分けして食べることを勧めます。お惣菜には保存剤が添加してありますので、知らず知らずに化学物質を摂取することになるからです。

Q つわりが終わっても食欲もわかず体重が増えません。食事の工夫はありますか？

A たくさん食べられない場合は、小分けにして少しずつ食べましょう。食欲がないときは、食欲をそそるような嗜好品や栄養価の高い献立を選ぶことも必要です。

Q むくみがひどくなってきました。食事で気をつけることを教えてください。

A ①塩分を摂りすぎない。
②カリウムを多く含む野菜や果物を食べる。
カリウムには余分な水分を排出する働きがあるので、塩分を取り過ぎた場合におすすめです。
③水分の代謝をよくすること。
軽い運動を行うことや、こまめに水分を少しずつ取ることを勧めています。

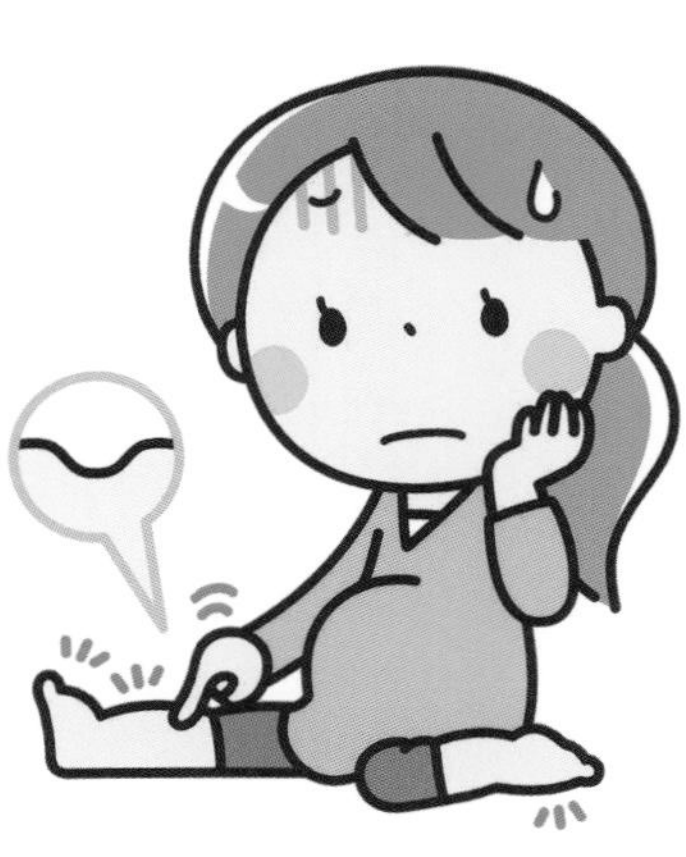

Q 子どもの食物アレルギーを予防するには、妊娠中の食事で対処できますか？

A 子どものアレルギーに関して、原因の詳細は分かっていません。ただし、唾液の分泌量の多い子どもは、アレルギー反応が出にくい傾向にあると言われています。唾液の分泌量は、咀嚼機能に影響されます。

自己判断で卵や牛乳・乳製品を完全にカットしてしまうと、赤ちゃんに必要な栄養素まで不足するおそれもあります。食品アレルギーをお持ちのママで、どうしても卵や牛乳など食べることのできない場合、それに代わる食品を代替えし、栄養価が下がらないようにすることが大切です。

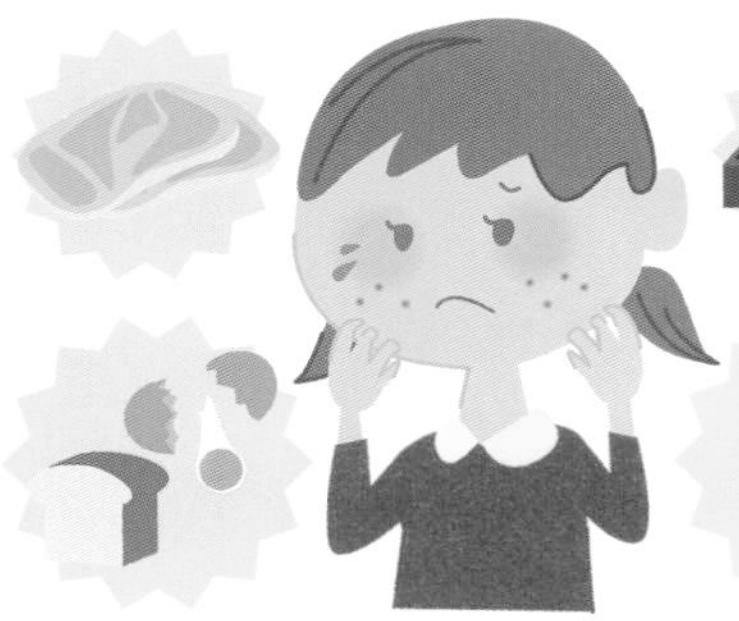

Q 体重の増加も気にはなるのですが、どうしても間食を食べてしまいます。

A 間食に何を選ぶかも大切です。栄養価があり、低カロリーのものを選ぶように心がけましょう。30～31ページ→間食の工夫参照

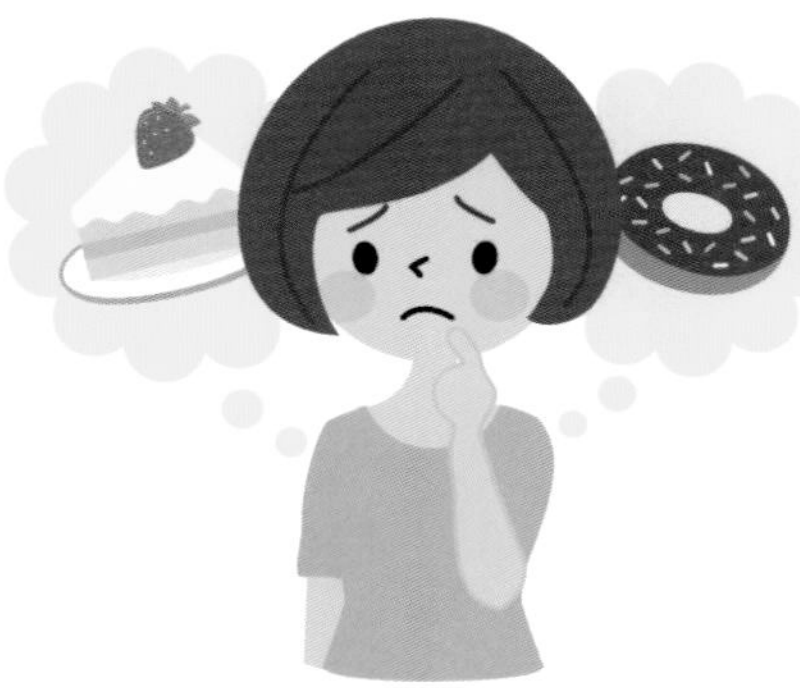

Q 辛いものは赤ちゃんに影響しますか？ 控えた方がよいですか？

A 食べる量によります。辛いものがおなかの赤ちゃんに影響することもありません。多すぎると胃腸のためにもよくありませんし、辛みの強いものは塩分も多くなりがちなので、塩分のとりすぎにも注意してください。

Q 妊娠したら、着色料や保存料などの添加物や農薬が気になるようになりました。何を食べたらいいのでしょうか？

A 合成添加物や農薬はとらないに越したことはありませんが、神経質になりすぎず、できるだけ食材の種類を多く、偏らずにとることが大切。

添加物が入っていない食品は探すほうが難しいくらいで、無農薬といわれている野菜もその基準値が表示されていないものもあります。明らかに着色しているようなものは避け、野菜はよく洗い、りんごや梨などの果物も皮を多少厚くむくことで、体に入る農薬の量を減らすことができるでしょう。

Q インスタント食品やファストフードは食べてもよいですか？

A 食べても問題はありませんが、量や回数は少なめにしましょう。塩分や油分が多いので、食べ過ぎると血圧が上がりやすくなり、むくみの原因になります。

また、添加物が多く、炭水化物や脂質以外の栄養素がほとんど摂れないため、たんぱく質や鉄不足になる可能性もあります。

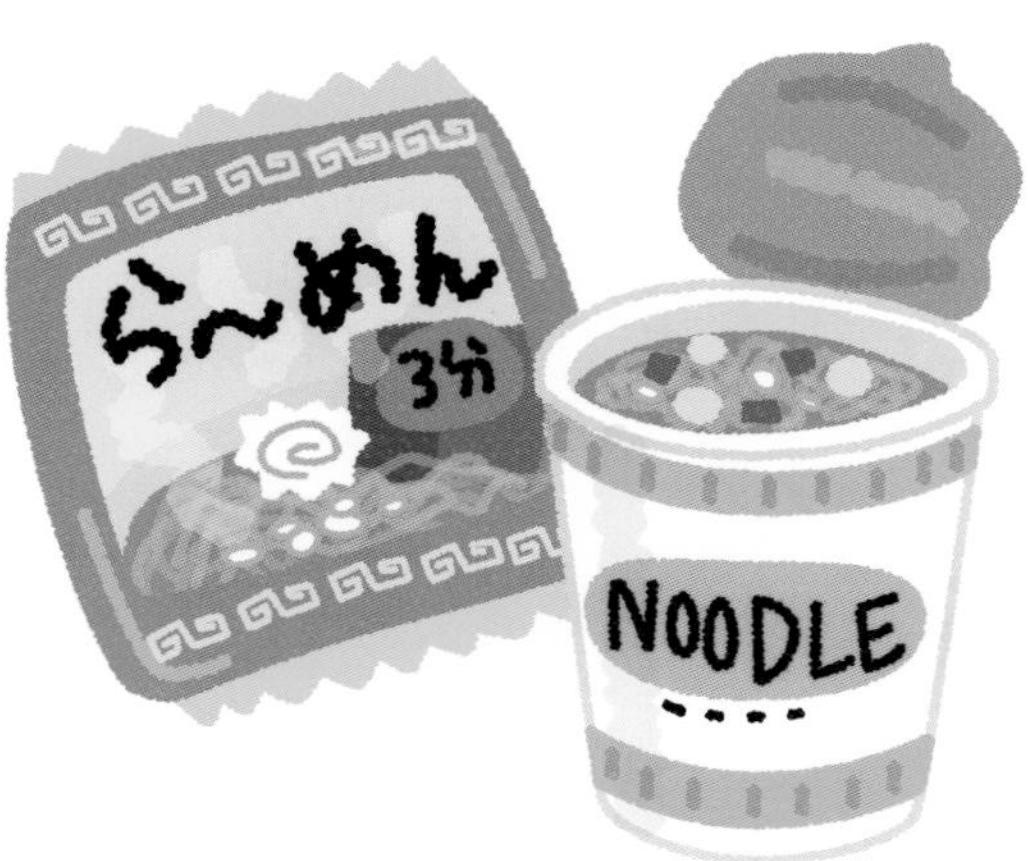

Q ビタミン剤や栄養ドリンクは妊娠中に飲んでも大丈夫ですか？

A カフェインやアルコールが入っているものは、飲まない方がよいでしょう。

栄養ドリンク（滋養強壮剤）は、必ず製品の成分を確認しましょう。糖分も多いため、むし歯の心配や体重管理の意味でもあまりおすすめはできません。

Q つわりの症状が重いので、仕事時間を減らしたいのですが、どうしたらよいですか。

A 母子健康手帳の後ろの方に、「母性健康管理指導事項連絡カード」があります。

病院でそれを記入してもらい、職場に提出しましょう。妊婦さんからそれが提出された場合、事業主の方は記載内容に応じた適切な措置を講じることになっています。

このカードは妊娠中だけでなく出産後も使用できます。

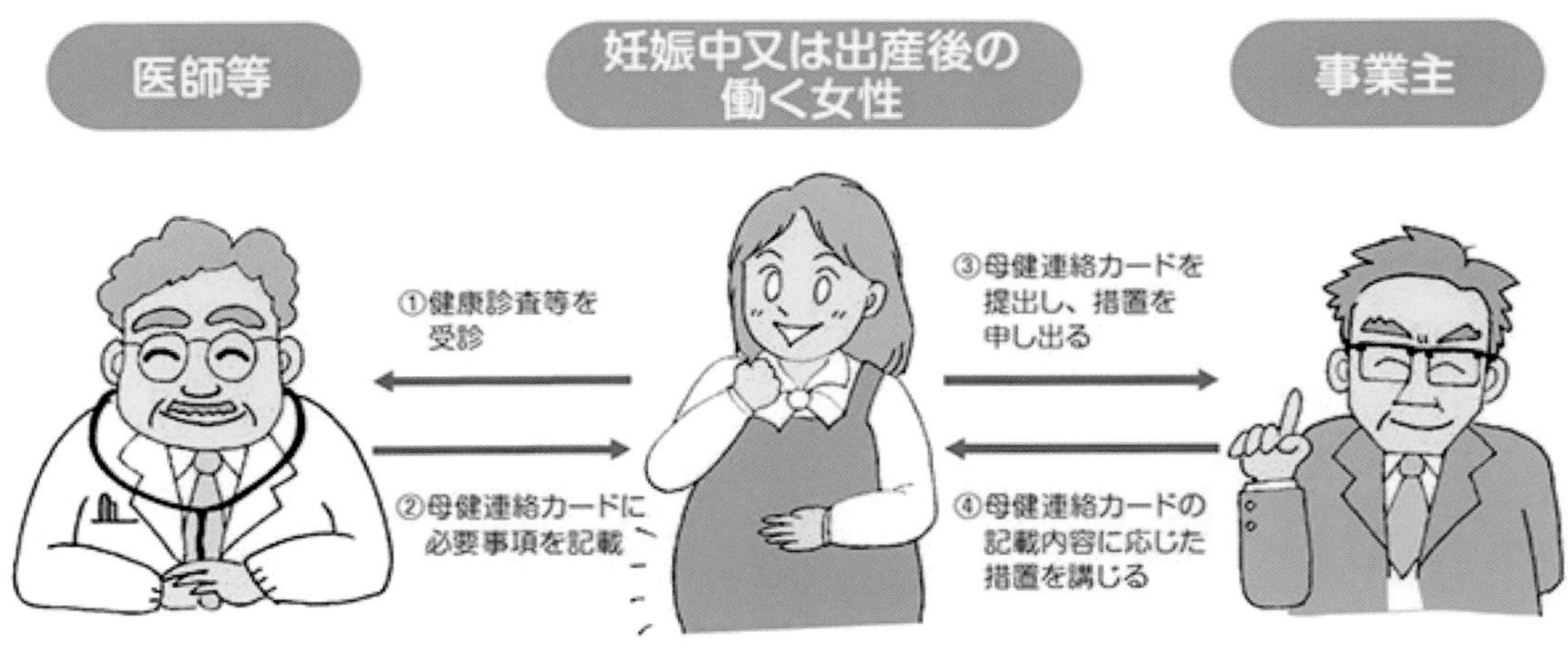

出典：厚生労働省　母性健康管理指導事項連絡カードの活用方法について

Q 妊婦健診はどのくらいの間隔で受けるのですか。

A 妊婦健診の間隔は、母子保健法で決まっています。

- ●妊娠初期から23週までは4週間に1回
- ●妊娠24週から35週までは2週間に1回
- ●妊娠36週から出産までは週1回です。

受診回数は合計14回くらいになります。

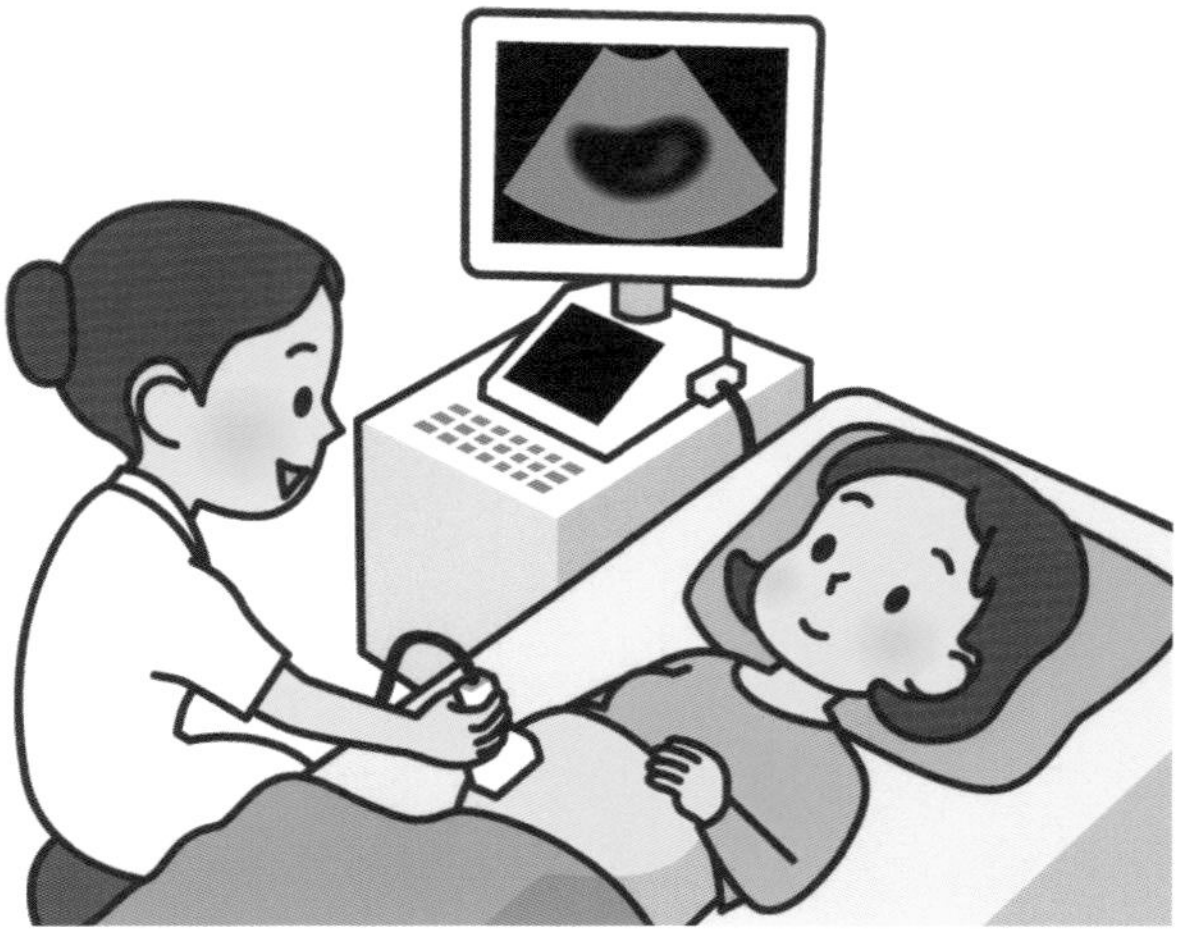

分娩編

Q 陣痛の痛みに耐えられるか？ 難産にならないか？ 赤ちゃんは元気に生まれるか？ など、さまざまな不安があります。

A 不安を軽くするには、お産の進み方やお産の方法について、正しい知識をもつのが一番！

とくに初めてのお産はわからないことばかり…。妊婦健診や母親学級で、医師、助産師に率直に聞いてみましょう。

産後編

Q 乳房が小さいとおっぱいが出にくいですか？

A 乳房の大きさとおっぱいの出る量は比例しません。

誕生直後から頻繁に赤ちゃんに吸ってもらうことは、おっぱいがたくさん作られる秘訣です。

Q 乳首が偏平や陥没していると赤ちゃんが飲みにくいのかな？

A 乳首が偏平や陥没している場合、妊娠中からのおっぱいの手入れで、赤ちゃんが飲みやすくすることができます。病院の助産師におっぱいの手入れ方法のアドバイスをもらうとよいでしょう。

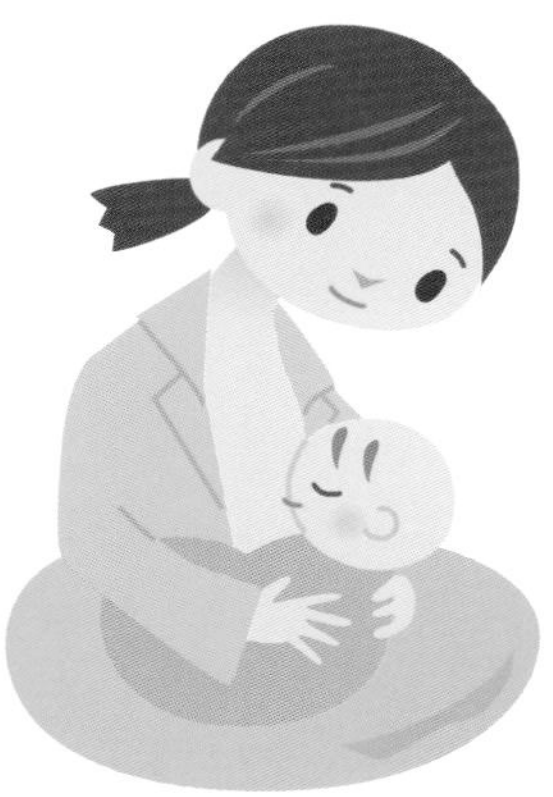

赤ちゃん編

Q 男女の性器は、いつできる？

A 外性器は、妊娠14週ごろまで作られます。

男の子か女の子かの性別は受精の瞬間に決まります。

Q ぴくぴく小刻みな胎動は、しゃっくり？

A その通り！

横隔膜が痙攣したことでおこる「しゃっくり」のようなものです。心配しなくてもよいです。自然に治ります。

Q 赤ちゃんはお腹の中でウンチしないの？

A 生まれるまではウンチをしません。

羊水の中でウンチをしてしまうと、羊水が汚れてしまいますから、生まれるまでは肛門をキュッと閉じています。ただ、酸素不足などで苦しくなると、お腹の中でウンチをもらしてしまうことがあります。

Q お腹の赤ちゃんが逆さまのワケは？

A 赤ちゃんにとって、逆さま(頭を下)の姿勢はとても合理的だからです。

体が大きくなった赤ちゃんにとって、子宮はかなり窮屈。体の中で一番大きい頭をゆとりのある骨盤の中に収める姿勢が楽なのでしょう。それに、生まれるときは、頭を下にして降りてくるのがベストです。

Q 赤ちゃんの姿勢は苦しくないの？

A 苦しくありません。赤ちゃんはこれから始まるお産に最も効率のよい姿勢に落ち着いているのです。

お産のとき、胎児は体を丸めた姿勢のまま、頭を先頭にして産道を通ります。可能な限りコンパクトな姿勢が理にかなっています。

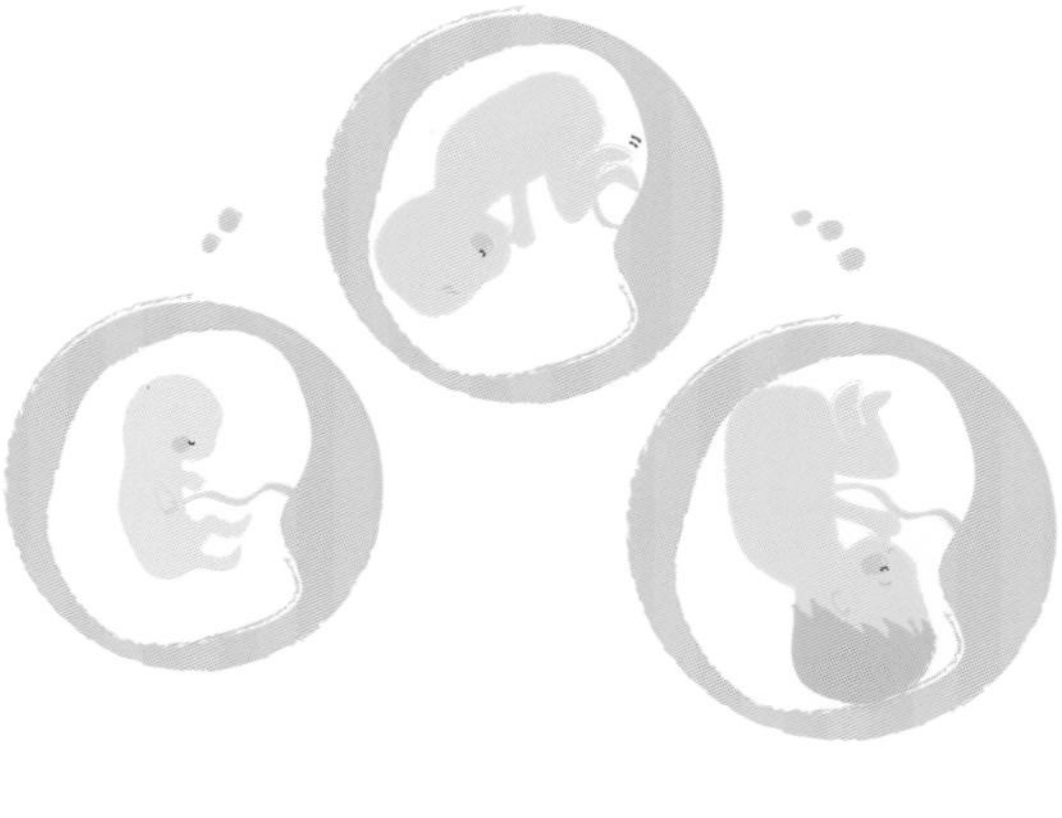

Q 胎児の視力はどのくらい？

A 妊娠34週ごろにはすでに0・02〜0・03程度で、新生児とほぼ同じといわれています。

「目は脳の窓」といわれるように、視力の発達は脳の発達と直結しています。

Q 子宮の中は狭くなっていない？

A 妊娠後期、赤ちゃんにとって、子宮はかなり窮屈になります。けれど、苦しくはありませんよ。

手やひじをムニュッと突き出したり、足やひざで子宮をポーンと蹴ったりする動きが多くなります。「これって、赤ちゃんの足？　ひじ？」と思うほど、ポコッとおなかが盛り上がったり、グニュグニュッとおなかの表面が波打ったりします。

Q 好き嫌いのない赤ちゃんにするには？

A ママ自身が好き嫌いなく食べられるといいかもしれません。

誕生後の赤ちゃんは、妊娠中にママが食べた食べ物の味を好むという説があります。たとえば、ニンジンジュースを好んで飲んだママの赤ちゃんには、ニンジン嫌いが少ないと言われています。

歯科受診編

Q レントゲン撮影は、お腹の赤ちゃんへの影響は心配ありませんか？

A 胎児への影響はほぼありません。

歯科の場合、レントゲン撮影はお口をメインで行います。そのため被ばく線量が少なく、撮影する部分は赤ちゃんがいるお腹から離れているので、特に問題ないと考えられています。必ずX線を遮断する防護用エプロンを着けて撮影しますので、胎児への影響がほぼ無いので安心です。

Q お薬を処方されましたが、飲んでも大丈夫でしょうか？

A 基本的に、妊娠されたらお薬を飲むことはできるだけ控えるようにしてください。

しかし、医師や歯科医師が妊婦さんに処方する薬は「安全性の高さ」が認められたものだけです。心配する必要は、ほぼないでしょう。妊娠の時期や経過、妊婦さんの体質などを確認し、最も安全性が高い薬を選んで処方します。

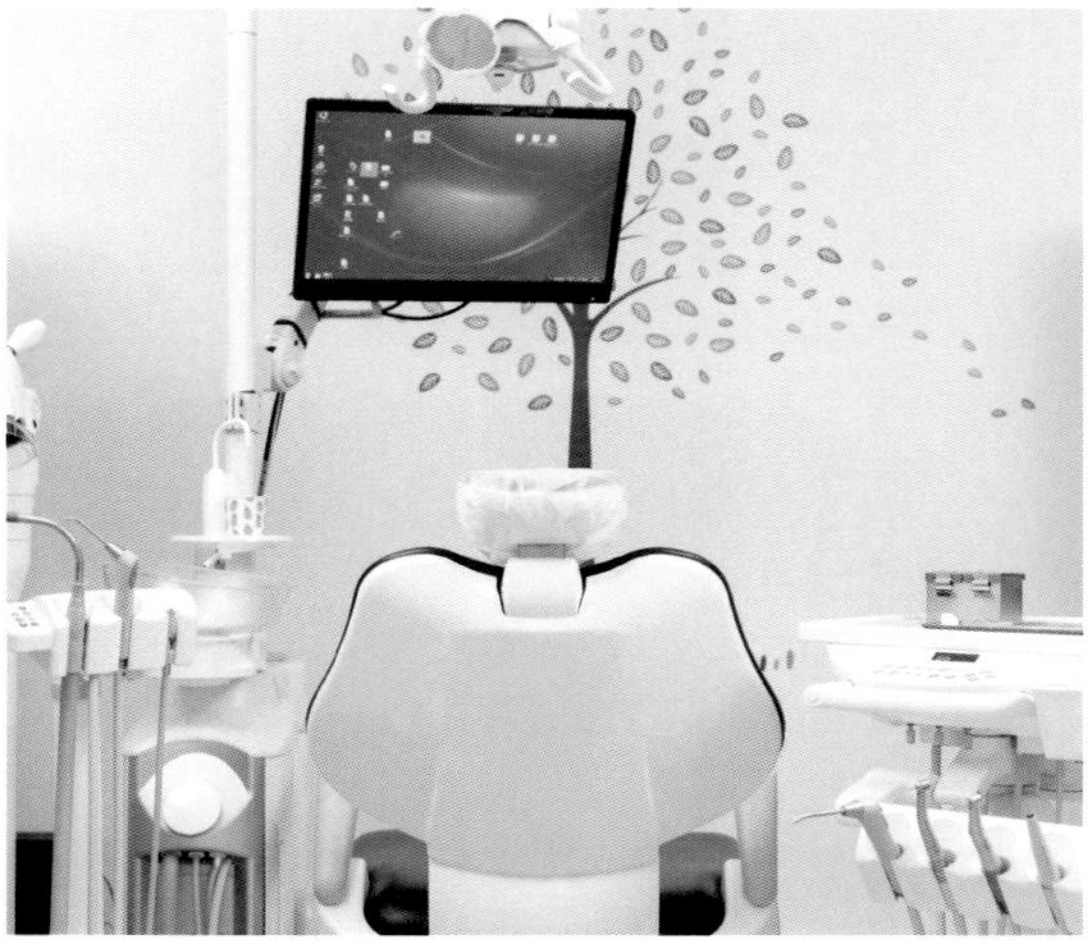

Q 治療の際に麻酔をしても、赤ちゃんへの影響は無いですか？

A ご心配は無用です。

歯科治療で使用する麻酔は、局所麻酔です。部分的な麻酔で量が少ないので、母子ともに、特に影響は心配しなくても良いと言えるでしょう。麻酔を使用せずに痛みを我慢する方が、母体にストレスがかかってしまい、かえって危険です。

Q 授乳中に治療しても、母乳に影響はありませんか？

A 万全を期すなら、授乳は治療の5時間後に！

治療で用いる麻酔やレントゲン撮影などを含め、一般的な歯科治療を行うことで母乳に何らかの影響を及ぼすということはないでしょう。

万全を期したい場合は、麻酔や服薬の後は5時間くらいあけると薬が体外へ排出されますので、それから授乳することをおすすめします。

Q 歯みがきができないので、マウスウォッシュを代わりに使い、うがいだけでいいですか？

A 歯みがきは、歯の表面のエナメル質についた汚れ、歯頸部（歯と歯茎の境目）についた歯垢などを除去する清掃が目的です。マウスウォッシュは、歯みがきの補助のための目的です。歯みがきをした後に使うことで、より効果が出ます。つわりで歯みがきができないときに時々、マウスウォッシュを使うことは構いませんが、常時、マウスウォッシュを歯みがき代わりにすることは止めましょう。

Q どのようなマウスウォッシュを選んだらいいですか？

A マウスウォッシュには、「化粧品」と「医薬部外品」の2つに分類されます。

化粧品と記載されているマウスウォッシュは、口臭予防が目的です。むし歯や歯周病予防には、「医薬部外品」が効果的でしょう。

マウスウォッシュのラベルには、配合や成分が記載されています。塩化ベンゼトニウム（BTC）、塩化セチルピリジウム（CPC）が配合されているものを勧めています。出血している人は、トラネキサム酸が配合されているものがいいでしょう。

成分だけでなく、匂いや味も選びましょう。アルコール配合か、無配合かで、すっきり感が変わります。妊婦さんには、アルコール配合より、無配合がいいでしょう。

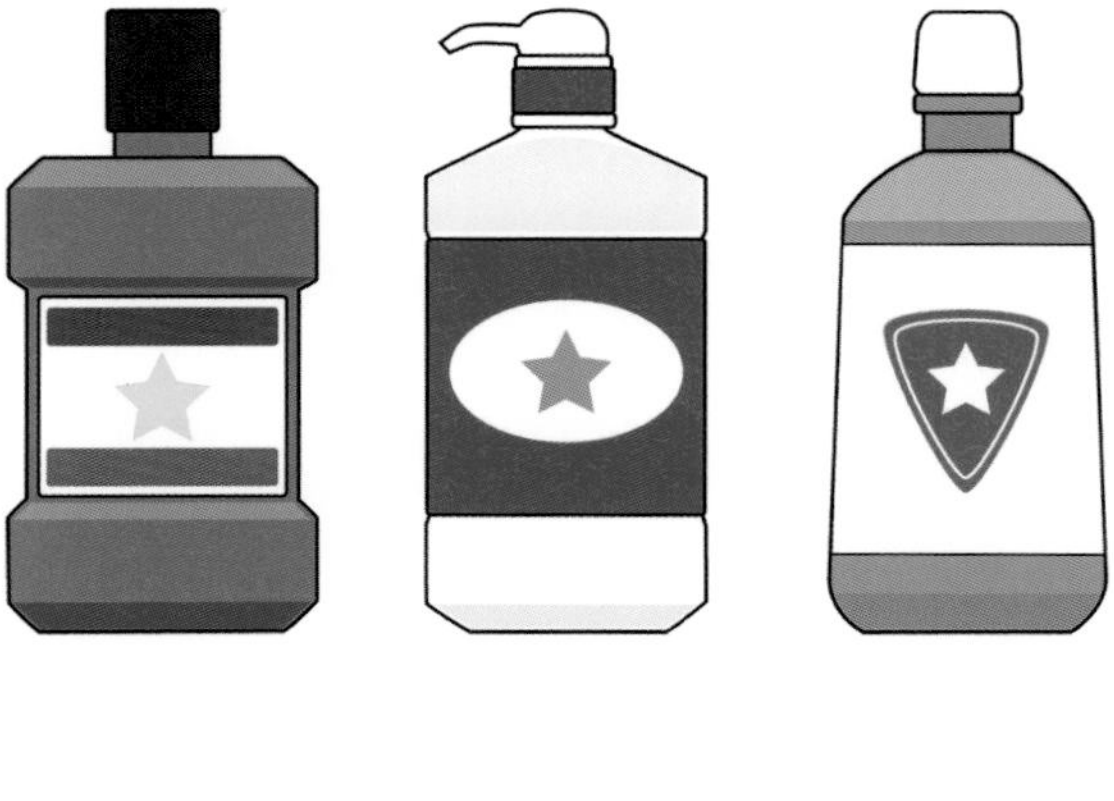

コロナ禍の生活で気をつけること

1

外出時、医療機関を受診するときなどは原則としてマスク着用を行う

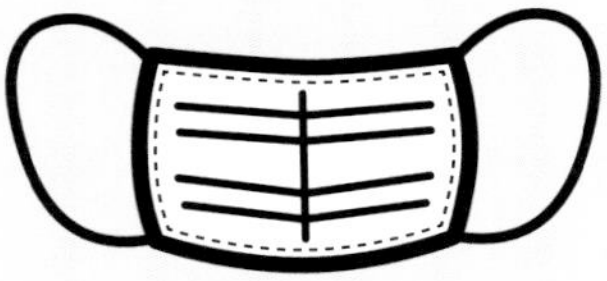

2

こまめに手洗いや手指消毒をする

3

唾液飛沫を介した感染を予防するために、十分なソーシャルディスタンス(1.8m以上)を取る

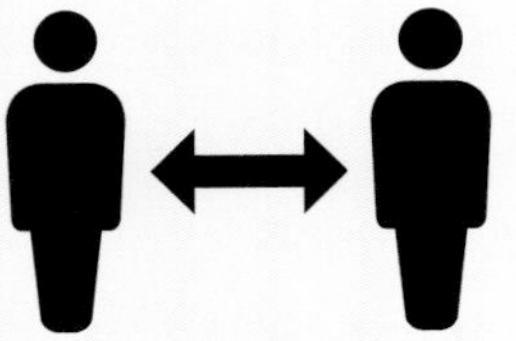

4

人混みを避ける

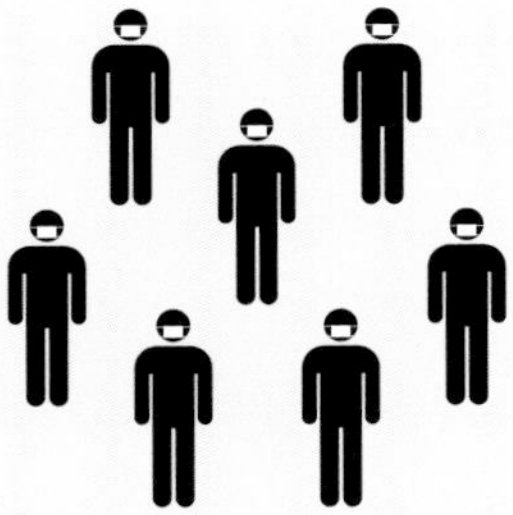

5

密閉空間、密集場所、密接場面の「3密」を避ける

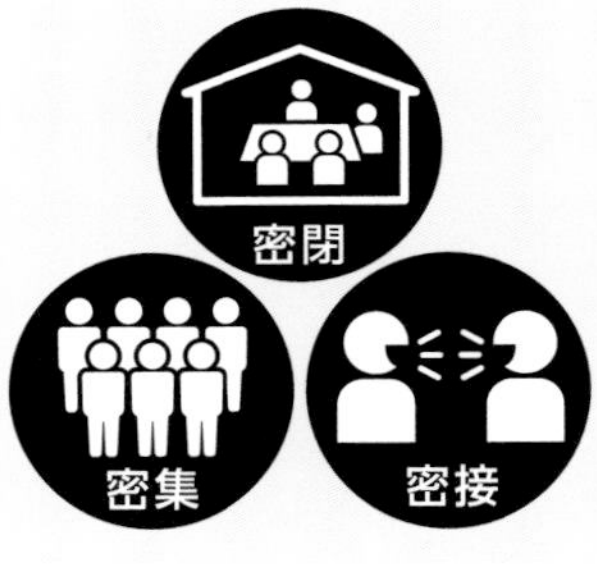

6

不要不急の外出を控え、特に会食やカラオケなどは避ける

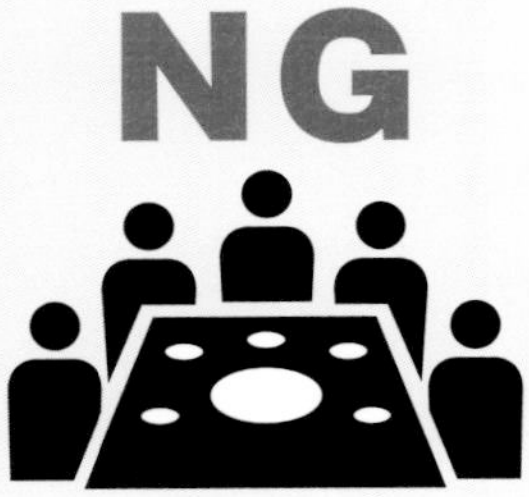

7

十分な睡眠とバランスのよい食事で栄養を取り、体調を整える

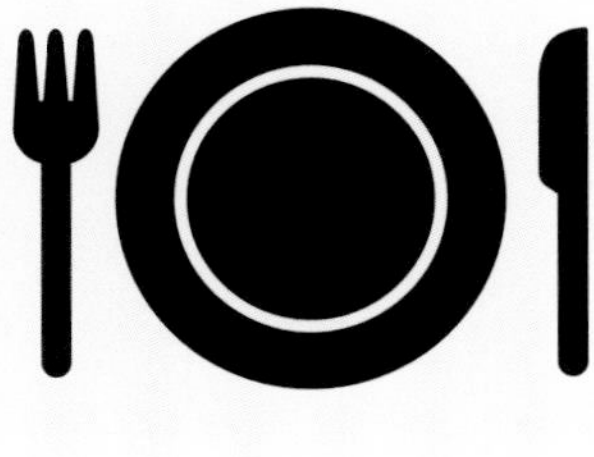

8

喫煙は、新型コロナウイルス感染症のリスクとなるので、禁煙を心がける

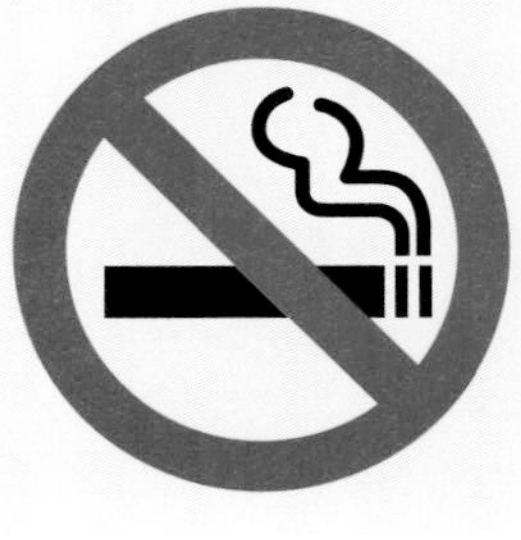

9

感染が疑われる時は医療機関を通じてPCRや抗原検査を受ける

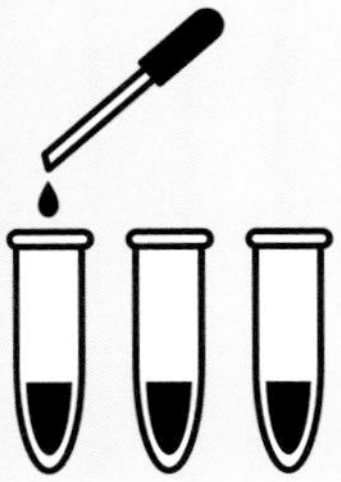

おわりに

赤ちゃんの噛む力は、高齢者になるまで、長きにわたり健康の基礎となります。赤ちゃんの「噛む（食べる）」ことは、ママのお腹の中にいる胎児期に始まっています。

子宮は、赤ちゃんを守り育てるために丈夫で、優しい、女性特有のものです。その子宮の中で、ママの愛情と栄養を受けながら赤ちゃんは成長します。ママから最初に赤ちゃんに行われる教育は、「胎児期の食育」と言ってもよいでしょう。

未だ続くコロナ禍での生活は、妊婦さんやご家族の皆さんの不安は大きいと思います。コロナ禍であっても、安心して妊娠・出産できるような知識が必要です。私たちは、お産の専門家と栄養の専門家として、妊婦さんやこれから妊娠される方が、少しでも安心して過ごせるように、協力してこの本を出版しました。

妊婦さんがしっかり栄養をとることは、赤ちゃんの健康につながり、そのまた次の世代の健康にもつながっていくのです。

妊婦さんとご家族が、この本から知識や情報を得て健康な生活を送り、元気な赤ちゃんを迎えられことを願っています。

新潟青陵大学 看護学部看護学科 教授
渡邊 典子

日本歯科大学 新潟生命歯学部
食育・健康科学講座 客員教授
中野 智子

【参考文献】

●産婦人科診療ガイドライン　産科編2020　編集・監修　日本産婦人科学会/日本産婦人科医会　2020年4月
●病気がみえるVol.10産科　第4版　MEDIC MEDIA　2018年10月
●日本歯科医学会誌38　特別企画「子どもの食を育む歯科からのアプローチ」　日本歯科医学会
●「噛むから始まる食育」乳幼児学童編
　中野智子　日本歯科大学新潟生命歯学部　食育・健康科学講座　2019年
●「噛む」からはじめる「食育の新常識」高齢者＆介護ケア編　中野智子　徳間書店
●厚生労働省「人口動態調査」わが国の人口動態統計平成30年
　https://www.mhlw.go.jp/toukei/list/dl/81-1a2.pdf
●厚生労働省　妊産婦や乳幼児に向けた新型コロナウイルス対応関連情報
　https://www.mhlw.go.jp/stf/newpage_10890.html
●日本産婦人科学会　新型コロナウイルス感染症関連情報
　http://www.jsog.or.jp/modules/citizen/index.php?content_id=1
●厚生労働省　妊娠中と産後の食事について
　https://www.mhlw.go.jp/seisakunitsuite/bunya/kodomo/kodomo_kosodate/boshi-hoken/ninpu-02.html
●日本助産師会　災害支援活動
　https://www.midwife.or.jp/about/saigai-shien.html

【協力企業】

●ジャミール商事株式会社
●三ツ星貿易株式会社
●メロディ・インターナショナル株式会社

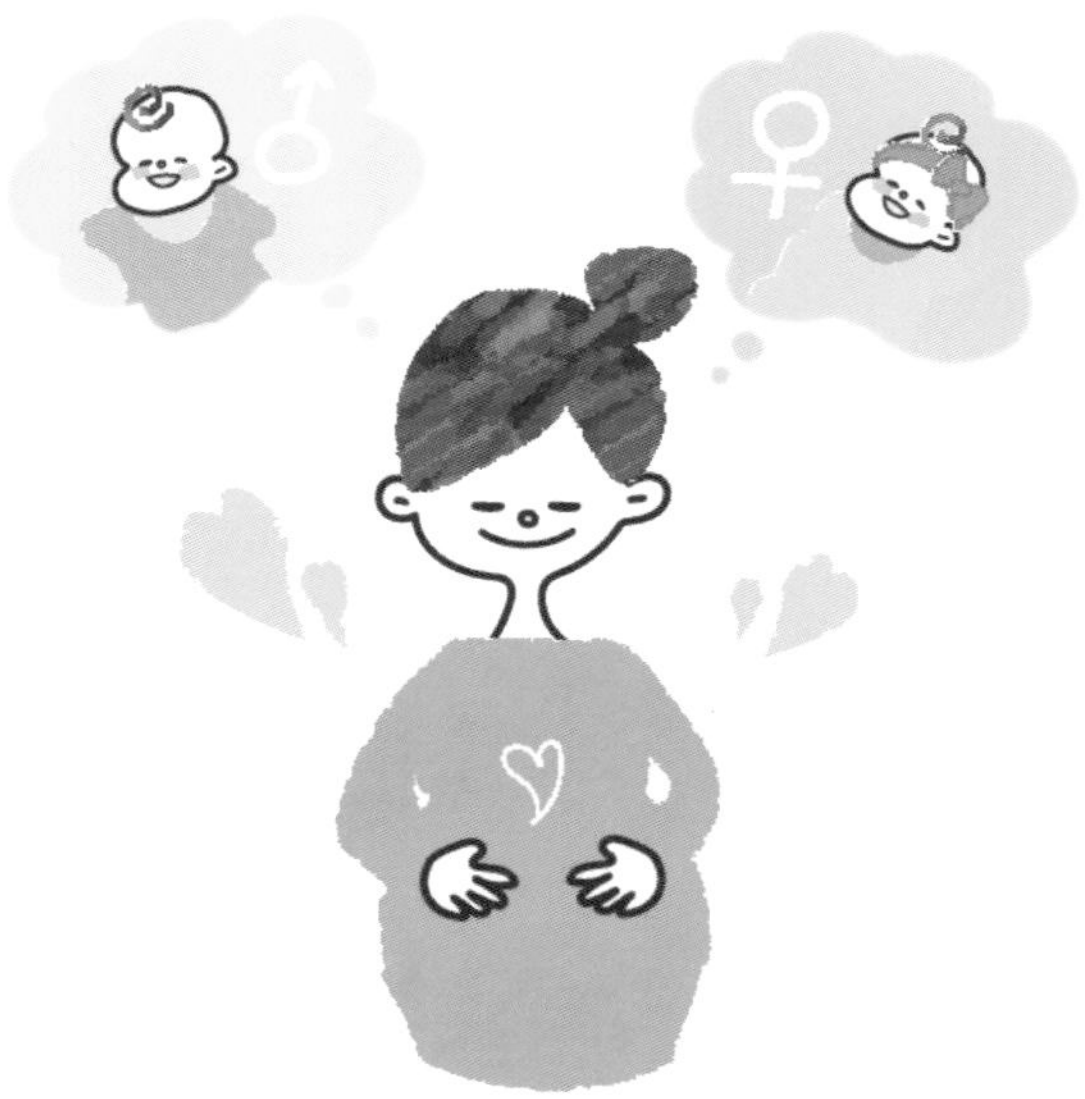

【プロフィール】

渡邊 典子 （わたなべ のりこ）
新潟青陵大学　看護学部看護学科教授・助産師
新潟大学　大学院現代社会文化研究科博士後期課程修了（学術博士）

小林 正子 （こばやし まさこ）
新潟青陵大学　看護学部看護学科 准教授・助産師
放送大学　大学院総合文化プログラム環境システム科学群修了（学術修士）

森田 千穂 （もりた ちほ）
新潟青陵大学　看護学部看護学科助手・助産師
新潟青陵大学　看護学研究科修了（看護学修士）

中野 智子（なかの ともこ）
日本歯科大学新潟生命歯学部　食育・健康科学講座　客員教授
学会、研究会で多数講演を行っている。口の中に入るウイルスを殺したり、食べ物を飲み込みやすくする「唾液」の大切さを広く知らせる活動をしていることから、「よだれ先生」とも呼ばれる。

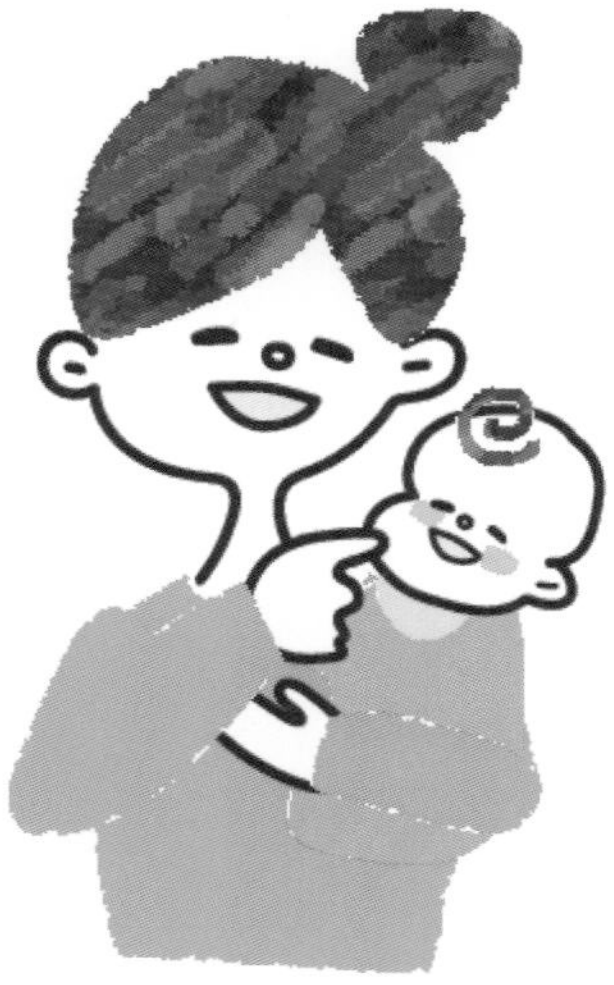

妊娠期の食育の新常識

赤ちゃんの噛む力はお腹の中から始まる

第1刷　2021年4月30日発行

著　者　渡邊典子【新潟青陵大学 看護学部看護学科 教授】
　　　　中野智子【日本歯科大学 新潟生命歯学部 食育・健康科学講座 客員教授】

デザイン　株式会社ピーエーディー
山口香奈子　栗田正史

イラスト・写真　Adobe Stock ／ photolibrary

発行人　小宮英行
発行所　株式会社　徳間書店
　　　　〒141-8202　東京都品川区上大崎3-1-1
　　　　目黒セントラルスクエア
電　話　編集（03）5403－4332
　　　　販売（049）293－5521
振　替　00140－0－44392

印刷・製本　大日本印刷株式会社

Printed in Japan
ISBN978-4-19-865283-8